Oergezond Genieten
Het Paleo Kookavontuur

Emma Jansen

Inhoud

Gebraden kalkoen met gepureerde knoflookwortels 8
Gevulde kalkoenfilet met pestosaus en rucolasalade 11
Gekruide kalkoenfilet met kersen BBQ-saus 13
Kalkoenborst gekookt in wijn 15
Gebakken kalkoenfilet met bieslook-garnalensaus 18
Geroosterde kalkoendij met wortelgroenten 20
Pittig kalkoenbrood met gekarameliseerde tomatensaus en gebakken koolschijfjes
.... 22
Turkije Posole 24
Kippenbottenbouillon 26
Groene harissazalm 29
Zalm 29
Harissa 29
Gekruide zonnebloempitten 29
Salade 29
Gegrilde zalm met gemarineerde artisjoksalade 33
Snelgeroosterde chili-salvizalm met groene tomatensalsa 35
Zalm 35
Groene tomatensalsa 35
Gebakken zalm en asperges en Papillote met citroen-hazelnootpesto 38
Gekruide zalm met champignon-appel-pannensaus 40
Tong en Papillote Julienne groenten 43
Rucola-pesto-vistaco's met rokerige limoencrème 45
Basis van amandelkorst 47
Gegrilde kabeljauw- en courgettepakketjes met een pittige mango-basilicumsaus 49
Kabeljauw gebakken in Riesling met tomaten gevuld met pesto 51
Gebakken pistache-koriander kabeljauw met zoete aardappelpuree 53
Rozemarijn-mandarijn kabeljauw met geroosterde broccoli 55
Curry-kabeljauwsaladewrap met ingelegde radijsjes 57
Gebakken gespikkelde citroen en venkel 59
Pecannotensnapper met remoulade, okra op Cajun-stijl en tomaten 61
Dragon-tonijnballetjes met avocado-citroen-aioli 64

Gestreepte Bas-Tajine 67
Heilbot in knoflook-garnalensaus met Soffrito boerenkool 69
Zeevruchtenbouillabaisse 71
Klassieke garnalenceviche 73
Salade van kokosgarnalen en spinazie 76
Ceviche van tropische garnalen en Sint-jakobsschelp 78
Jamaicaanse gebakken garnalen met avocado-olie 80
Garnalenscampi met geslonken spinazie en radicchio 81
Krabsalade met avocado, grapefruit en jicama 83
Cajun-kreeftenstaart koken met dragon-aioli 85
Gebakken mosselen met saffraan aïoli 87
Pastinaak frietjes 87
Saffraan Aïoli 87
Een schelp 87
Gebakken Sint-Jakobsschelpen met wortelsmaak 90
Gegrilde coquilles met salsa van komkommer en dille 93
Gebakken mosselen met tomaten, olijfolie en kruidensaus 96
Sint-jakobsschelpen en saus 96
Salade 96
Bloemkool geroosterd in komijn met venkel en zilveruitjes 98
Dikke tomaten-auberginesaus met spaghetti-pompoen 100
Gevulde portobello-champignons 102
Geroosterde Radicchio 104
Geroosterde venkel met sinaasappelvinaigrette 105
Savooikool in Punjabi-stijl 108
Pompoen gebakken in kaneel 110
Gegrilde asperges met een gepocheerd ei en pecannoten 111
Krokante koolsalade met radijsjes, mango en munt 113
Geroosterde kool met komijn en citroen 114
Geroosterde kool met sinaasappel-balsamicodressing 115
Gestoomde kool met romige dillesaus en geroosterde walnoten 116
Gestoomde groene kool met geroosterde sesamzaadjes 118
Gerookte babyrug met appel-mosterdsaus 119
Stuk 119
Saus 119

Gebakken BBQ Country style varkensribbetjes met verse ananas 122

Pittige varkensgoulash 124

goulash 124

Kool 124

Marinara Italiaanse Worst Gehaktballetjes Met Gesneden Venkel En Ui 126

gehaktballetjes 126

Naar Marina 126

Courgettebootjes gevuld met varkensvlees met basilicum en pijnboompitten 128

Curry-varkensvlees en ananas "pasta"-kommen met kokosmelk en kruiden 130

Pittig gegrild varkensvlees met pittige komkommersalade 132

Courgettebodempizza met zongedroogde tomatenpesto, paprika en Italiaanse worst 134

Gerookte citroen-koriander lamsbout met gegrilde asperges 137

lamsstoofpot 139

Gebraden lamsvlees met knolselderijpasta 141

Franse lamskoteletjes met granaatappel-dadelchutney 143

Chutney 143

lamskoteletjes 143

Chimichurri lamsbout met geroosterde radicchiosalade 145

Lamskoteletjes ingesmeerd met ansjovis en salie met remoulade van wortel en zoete aardappel 147

Lamskoteletjes met rode ui, munt en oregano 149

schaap 149

Salade 149

Tuingevulde lamsburgers met rode peper 151

Coulis van rode peper 151

Hamburgers 151

Dubbele oregano lamskotelet met tzatzikisaus 154

Lams vlees 154

Tzatziki-saus 154

Gebakken kip met saffraan en citroen 156

Gekruide kip met jicama-salade 158

Kip   158

Sla   158

Ovengebakken kip met wodka, wortelen en tomatensaus 161

Poulet Rôti en Rutabaga Frites 163
Triple Mushroom Coq au Vin Bieslook Gepureerde Koolraap 165
Perzik-cognac geglazuurde drumsticks 168
Perzik-brandewijnglazuur 168
In Chili gemarineerde kip met mango-meloensalade 170
Kip   170
Salade 170
Tandoori-stijl kippendijen met komkommer-raita 173
Kip   173
Komkommer Raita 173
Curry kipstoofpot met wortelgroenten, asperges en groene appel-muntkruiden. 175
Gegrilde Kip Paillard Salade Met Frambozen, Wortelen En Geroosterde Amandelen
177
Met broccoli gevulde kipfilet met verse tomatensaus en caesarsalade 180
Gegrilde kipshoarma omwikkeld met pittige groenten en pijnboompittensaus 182
Ovengekookte kipfilet met champignons, bloemkoolpuree met knoflook en
   gebakken asperges 184
Kippensoep op Thaise wijze 186
Citroen en salie geroosterde kip met andijvie 188
Kip met rode ui, waterkers en radijsjes 191
Kip tikka masala 193
Ras el Hanout kippendijen 196
Sterfruit Adobo Kippendijen over gestoomde spinazie 198
Chipotle Mayo Kip Poblano Kool Taco's 200
Kipstoofpot met babyworteltjes en Bok Choy 202
Cashew-sinaasappel-kip-paprikasalade in een wrap 204
Vietnamese kip met kokos-citroengras 206
Salade van gegrilde kip en appel-escarole 209
Toscaanse kippensoep met boerenkool 211
Kip Larb 213
Kipburgers met székelesudiosaus 215
Széchwani cashewsaus 215
Turkse kipwrap 217
Spaanse Cornish kippen 219

GEBRADEN KALKOEN MET GEPUREERDE KNOFLOOKWORTELS

VOORBEREIDING:1 uur bakken: 2 uur 45 minuten wachttijd: 15 minuten: 12-14 porties

ZOEK EEN KALKOEN DIE HET HEEFTZE WAREN NIET GEÏNJECTEERD MET ZOUTOPLOSSING. ALS ER OP HET ETIKET 'VERBETERD' OF 'ZELFREINIGEND' STAAT, ZIT HET WAARSCHIJNLIJK VOL MET NATRIUM EN ANDERE ADDITIEVEN.

- 1 kalkoen van 12-14 kilo
- 2 eetlepels mediterrane kruiden (zie recept)
- ¼ kopje olijfolie
- 3 pond middelgrote wortels, geschild, klokhuis verwijderd en in de lengte gehalveerd of in vieren gesneden
- 1 recept Knoflookwortelpasta (zie recept, onderstaand)

1. Verwarm de oven voor op 425 ° F. Verwijder de nek en ingewanden van kalkoen; indien nodig gereserveerd voor ander gebruik. Trek de huid voorzichtig weg van de rand van de borst. Trek uw vingers onder de huid om zakken aan de bovenkant van de borst en de bovenkant van de dijen te creëren. Schep 1 eetlepel mediterrane kruiden onder de huid; Verdeel het gelijkmatig met uw vingers over borst en dijen. Trek de huid van de nek terug; zet vast met spiesjes. Steek de uiteinden van de dijen onder de strook leer langs de staart. Indien er geen strookje huid aanwezig is, bindt u de dijen stevig vast aan de dijen met keukentouw van 100% katoen. Draai de vleugeltips onder de rug.

2. Plaats de kalkoenfilet op een rooster in een ondiepe, extra grote ovenschaal. Bestrijk de kalkoen met 2 eetlepels olie. Bestrooi het kalkoenvlees met de resterende mediterrane

kruiden. Steek een ovenvaste vleesthermometer in het midden van de binnenkant van de dijspier; de thermometer mag het bot niet raken. Bedek de kalkoen losjes met aluminiumfolie.

3. Bak gedurende 30 minuten. Verlaag de oventemperatuur tot 325 ° F. Bak gedurende 1 en een half uur. Gooi de wortels en de resterende 2 eetlepels olie in een extra grote kom; de jas opgooien. Verdeel de wortels in een grote ovenschaal. Verwijder de folie van de kalkoen en snij het vel of het touwtje tussen de dijen door. Rooster wortelen en kalkoen gedurende 45 minuten tot 1¼ uur, of tot een thermometer 175 ° F registreert.

4. Haal de kalkoen uit de oven. Omslag; laat 15-20 minuten zitten voordat u gaat snijden. Serveer de kalkoen met wortel- en knoflookwortelpuree.

Gepureerde knoflookwortels: Snijd en schil 3 tot 3½ pond rutabagas en 1,5 tot 2 pond knolselderij; Snijd in stukken van 2 inch. Kook de rutabagas en de knolselderij in een pan van 2,5 liter in voldoende kokend water om ze 25-30 minuten onder water te laten staan, of tot ze heel zacht zijn. Meng ondertussen 3 eetlepels extra vierge olie en 6-8 teentjes gehakte knoflook in een kleine pan. Kook op laag vuur gedurende 5-10 minuten, of tot de knoflook zeer geurig maar niet bruin is. Voeg voorzichtig ¾ kopje kippenbouillon toe (zie_recept_) of zoutvrije kippensoep. Aan de kook brengen; Haal van het vuur. Giet de groenten af en doe ze terug in de pot. Pureer de groenten met een aardappelstamper of klop ze met een elektrische mixer op lage snelheid. Voeg ½ theelepel zwarte peper toe. Pureer of klop geleidelijk het bouillonmengsel erdoor tot de groenten gemengd en bijna glad zijn. Voeg indien nodig een extra ¼ kopje kippenbouillon toe om de gewenste consistentie te bereiken.

GEVULDE KALKOENFILET MET PESTOSAUS EN RUCOLASALADE

VOORBEREIDING:30 minuten bakken: 1 uur 30 minuten staan: 20 minuten voorbereiding: 6 porties

DEZE IS VOOR LIEFHEBBERS VAN WIT VLEESOUT - KROKANTE KALKOENBORST GEVULD MET ZONGEDROOGDE TOMATEN, BASILICUM EN MEDITERRANE KRUIDEN. RESTJES VORMEN EEN GEWELDIGE LUNCH.

1 kopje zongedroogde tomaten (niet vettig)

1 kalkoenborst zonder botten van 4 pond met de helft van de schil

3 theelepels mediterrane kruiden (zie recept)

1 kopje los verpakte verse basilicumblaadjes

1 eetlepel olijfolie

8oz kinderpaddestoel

3 grote tomaten, gehalveerd en in plakjes gesneden

¼ kopje olijfolie

2 eetlepels rode wijnazijn

Zwarte peper

1½ kopje basilicumpesto (zie recept)

1. Verwarm de oven voor op 375 ° F. Giet in een kleine kom voldoende kokend water over de zongedroogde tomaten zodat ze onder water staan. Laat gedurende 5 minuten staan; uitlekken en in kleine stukjes snijden.

2. Leg de kalkoenborst met de velkant naar beneden op een groot vel plasticfolie. Leg nog een stuk plasticfolie over de kalkoen. Gebruik de platte kant van een vleeshamer en sla het borststuk voorzichtig plat tot een gelijkmatige dikte, ongeveer ¾ inch dik. Gooi de plasticfolie weg. Strooi 1½ theelepel mediterrane kruiden over het vlees. Leg de

tomaten en basilicumblaadjes erop. Rol de kalkoenfilet voorzichtig op, maar laat het vel aan de buitenkant zitten. Zet de biefstuk op vier tot zes plaatsen vast met keukentouw van 100% katoen. Bestrijk met 1 eetlepel olijfolie. Bestrooi de biefstuk met de resterende 1½ theelepel mediterrane kruiden.

3. Leg de biefstuk met de velkant naar boven op een rooster in een ondiepe pan. Bak onafgedekt anderhalf uur, of totdat een direct afleesbare thermometer in het midden 165 ° F aangeeft en de schil goudbruin en knapperig is. Haal de kalkoen uit de oven. Dek losjes af met folie; laat 20 minuten staan alvorens te snijden.

4. Meng voor de rucolasalade de rucola, tomaten, ¼ kopje olijfolie, azijn en peper naar smaak in een grote kom. Verwijder de vezels uit de biefstuk. Dun plakje kalkoen. Geserveerd met rucolasalade en basilicumpesto.

GEKRUIDE KALKOENFILET MET KERSEN BBQ-SAUS

VOORBEREIDING: 15 minuten bakken: 1 uur 15 minuten staan: 45 minuten: 6-8 porties

DIT IS EEN GOED RECEPTSERVEER EEN MENIGTE OP EEN BARBECUE IN DE ACHTERTUIN ALS JE IETS ANDERS WILT DOEN DAN HAMBURGERS. SERVEER MET EEN KNAPPERIGE SALADE, ZOALS EEN KNAPPERIGE BROCCOLISALADE (ZIE<u>RECEPT</u>) OF GESCHAAFDE SPRUITJESSALADE (ZIE<u>RECEPT</u>).

1 hele kalkoenborst zonder botten van 4-5 kilo

3 eetlepels gemalen kruiden (zie<u>recept</u>)

2 eetlepels vers citroensap

3 eetlepels olijfolie

1 kopje droge witte wijn, zoals Sauvignon Blanc

1 kopje verse of bevroren ongezoete Bing-kersen, ontpit en gehakt

⅓ kopje water

1 kopje barbecuesaus (zie<u>recept</u>)

1. Laat de kalkoenfilet 30 minuten op kamertemperatuur staan. Verwarm de oven voor op 325°F. Leg de kalkoenborst met de velkant naar boven op een rooster in een bakplaat.

2. Meng in een kleine kom de rookkruiden, het citroensap en de olijfolie tot een pasta. Verwijder het vel van het vlees; Verdeel de helft van de massa voorzichtig onder de huid over het vlees. Verdeel de rest gelijkmatig over de huid. Giet de wijn op de bodem van de pan.

3. Bak gedurende 1¼ tot 1½ uur, of totdat de korst goudbruin is en een direct afleesbare thermometer in het midden van de biefstuk (zonder het bot te raken) 170°F aangeeft,

waarbij de pan halverwege de kooktijd wordt rondgedraaid. Laat het 15-30 minuten staan voordat u het aansnijdt.

4. Meng ondertussen voor de kersenbarbecuesaus de kersen en het water in een middelgrote pan. Aan de kook brengen; vermindert koorts. Laat 5 minuten onafgedekt sudderen. Roer de barbecuesaus erdoor; Laat 5 minuten sudderen. Serveer warm of op kamertemperatuur met de kalkoen.

KALKOENBORST GEKOOKT IN WIJN

VOORBEREIDING: 30 minuten koken: 35 minuten: 4 porties

EEN GEBAKKEN KALKOEN KOKENDE COMBINATIE VAN WIJN, GEHAKTE ROMA-TOMATEN, KIPPENBOUILLON, VERSE KRUIDEN EN GEMALEN RODE PEPER GEEFT HET EEN HEERLIJKE SMAAK. SERVEER DIT STOOFPOTACHTIGE GERECHT IN ONDIEPE KOMMEN EN MET EEN GROTE LEPEL, ZODAT DE SMAAKVOLLE BOUILLON BIJ ELKE HAP KOMT.

- 2 kalkoenborsten van 8 tot 12 ounce, in stukjes van 1 inch gesneden
- 2 eetlepels ongezouten gevogeltekruiden
- 2 eetlepels olijfolie
- 6 teentjes knoflook, fijngehakt (1 eetlepel)
- 1 kopje gehakte ui
- ½ kopje gehakte selderij
- 6 Roma-tomaten, zonder zaadjes en gehakt (ongeveer 3 kopjes)
- ½ kopje droge witte wijn, zoals Sauvignon Blanc
- ½ kopje kippenbottenbouillon (zie recept) of zoutvrije kippensoep
- ½ theelepel fijngehakte verse rozemarijn
- ¼-½ theelepel gemalen rode peper
- ½ kopje verse basilicumblaadjes, gehakt
- ½ kopje gehakte verse peterselie

1. Doe de stukken kalkoen in een grote kom en bestrijk ze met de gevogeltekruiden. Verhit 1 eetlepel olijfolie in een extra grote koekenpan met anti-aanbaklaag op middelhoog vuur. Bak de kalkoen in porties in hete olie tot hij aan alle kanten bruin is. (De kalkoen hoeft niet gaar te zijn.) Op een bord leggen en warm houden.

2. Voeg de resterende 1 eetlepel olijfolie toe aan de pan. Verhoog het vuur tot middelhoog. Voeg de knoflook toe;

kook en roer gedurende 1 minuut. Voeg uien en selderij toe; kook en roer gedurende 5 minuten. Voeg kalkoenvlees en sappen uit de schaal, tomaten, wijn, kippenbouillon, rozemarijn en gehakte rode peper toe. Zet het vuur middelhoog. Dek af en kook gedurende 20 minuten, af en toe roerend. Voeg basilicum en peterselie toe. Dek af en kook nog 5 minuten of tot de kalkoen niet meer roze is.

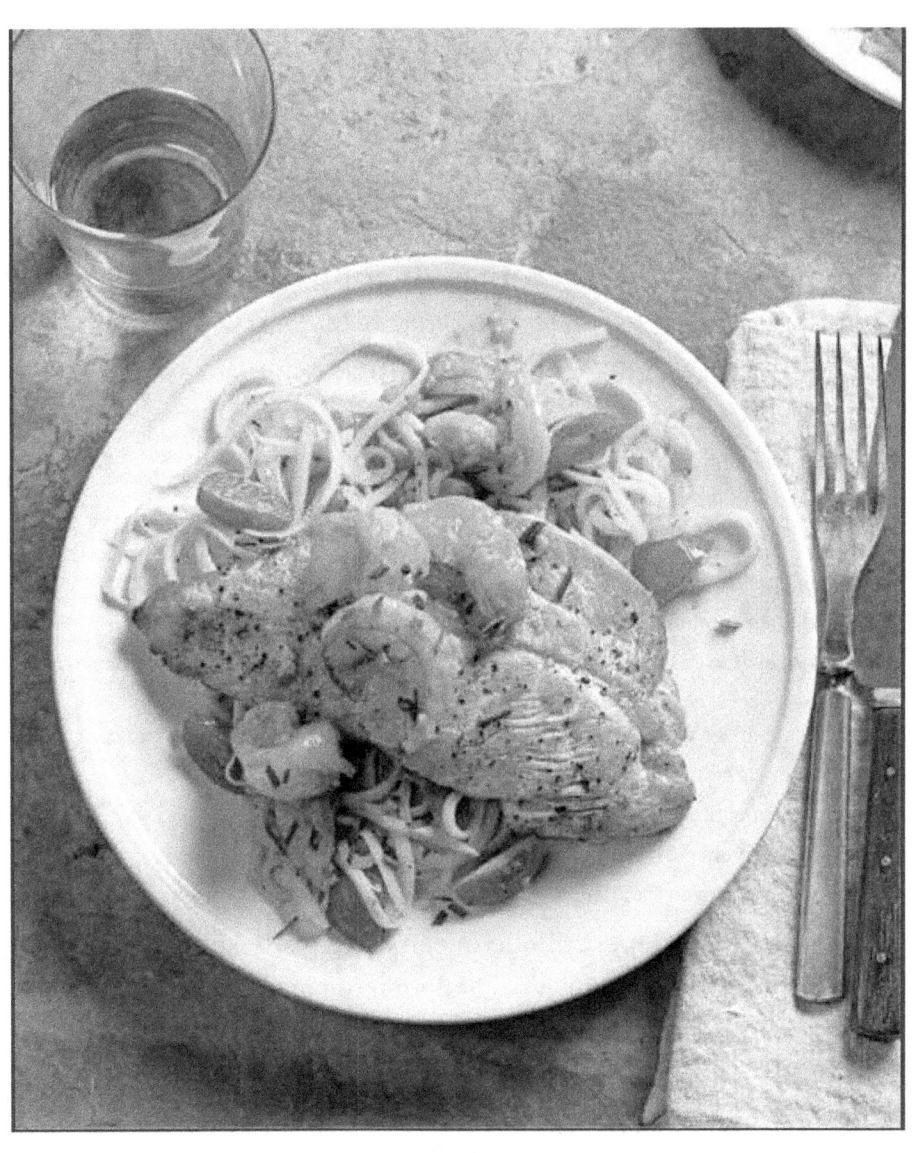

GEBAKKEN KALKOENFILET MET BIESLOOK-GARNALENSAUS

VOORBEREIDING:30 minuten koken: 15 minuten: 4 porties AFBEELDING

SNIJD DE KALKOENFILET DOORMIDDENHORIZONTAAL ZO GELIJKMATIG MOGELIJK, DRUK ZE LICHTJES AAN MET DE PALM VAN JE HAND EN OEFEN GELIJKMATIGE DRUK UIT TERWIJL JE DOOR HET VLEES SNIJDT.

- ¼ kopje olijfolie
- 2 8-12 oz kalkoenfilets, horizontaal doormidden gesneden
- ¼ theelepel versgemalen zwarte peper
- 3 eetlepels olijfolie
- 4 teentjes knoflook, gehakt
- 8 ons gepelde en ontdaan van middelgrote garnalen, staarten verwijderd en in de lengte gehalveerd
- ¼ kopje droge witte wijn, kippenbouillon (zie recept), of zoutvrije kippensoep
- 2 eetlepels gehakte verse bieslook
- ½ theelepel fijn geraspte citroenschil
- 1 eetlepel vers citroensap
- Pompoenpasta en tomaten (zie recept, hieronder) (optioneel)

1. Verhit 1 eetlepel olijfolie in een extra grote koekenpan op middelhoog vuur. Voeg kalkoen toe aan de pan; bestrooi met peper. Zet het vuur laag tot medium. Kook gedurende 12-15 minuten of tot ze niet meer roze zijn en de sappen helder zijn (70°C). Halverwege het koken één keer keren. Haal de kalkoenplakken uit de pan. Bedek met folie om warm te blijven.

2. Verhit voor de saus 3 eetlepels olie in dezelfde pan op middelhoog vuur. Voeg knoflook toe; Kook gedurende 30 seconden. Roer de garnalen erdoor; kook en roer

gedurende 1 minuut. Roer de wijn, bieslook en citroenschil erdoor; kook en roer nog 1 minuut of tot de garnalen ondoorzichtig worden. Haal van het vuur; meng met citroensap. Giet voor het serveren de saus over de kalkoenplakken. Indien gewenst serveren met pompoenpasta en tomaten.

Pompoenpasta en tomaten: Snijd met een mandoline- of julienneschiller 2 gele zomerpompoenen in juliennereepjes. Verhit 1 eetlepel extra vierge olijfolie in een grote koekenpan op middelhoog vuur. Navigatiestroken toevoegen; Kook gedurende 2 minuten. Voeg 1 kopje in vieren gesneden druiventomaten en ¼ theelepel versgemalen zwarte peper toe; kook nog 2 minuten of tot de pompoen knapperig gaar is.

GEROOSTERDE KALKOENDIJ MET WORTELGROENTEN

VOORBEREIDING:30 minuten koken: 1 uur 45 minuten: 4 porties

DIT IS EEN VAN DIE GERECHTENJE WILT HET MAKEN OP EEN FRISSE HERFSTMIDDAG ALS JE TIJD HEBT OM TE WANDELEN TERWIJL HET IN DE OVEN STAAT TE BAKKEN. ALS DE OEFENING JE EETLUST NIET OPWEKT, ZAL DE HEERLIJKE GEUR ALS JE DOOR DE DEUR LOOPT DAT ZEKER WEL DOEN.

3 eetlepels olijfolie

4 kalkoenpoten, 20-24 gram

½ theelepel versgemalen zwarte peper

6 teentjes knoflook, gepeld en geplet

1½ theelepel venkelzaad, gemalen

1 theelepel heel kruid, gemalen*

1½ kopje kippenbottenbouillon (zie<u>recept</u>) of zoutvrije kippensoep

2 takjes verse rozemarijn

2 takjes verse tijm

1 laurierblad

2 grote uien, geschild en in 8 plakjes gesneden

6 grote wortels, geschild en in plakjes van 1 inch gesneden

2 grote bieten, geschild en in blokjes van 1 inch gesneden

2 middelgrote pastinaken, geschild en in plakjes van 1 inch gesneden**

1 knolselderijwortel, geschild en in stukken van 1 inch gesneden

1. Verwarm de oven voor op 350 ° F. Verhit de olijfolie in een grote koekenpan op middelhoog vuur tot deze glinstert. Voeg 2 kalkoenpoten toe. Bak ongeveer 8 minuten, tot alle kanten van de poten goudbruin en krokant zijn en vervolgens gelijkmatig bruin zijn. Leg de kalkoenpoten op

een bord; herhaal met de resterende 2 kalkoenpoten. Je legt het opzij, je negeert het.

2. Voeg peper, knoflook, venkelzaad en kruidnagel toe aan de pan. Kook en roer op middelhoog vuur gedurende 1-2 minuten of tot het geurig is. Roer de kippenbouillon, rozemarijn, tijm en laurier erdoor. Breng aan de kook, roer en schraap de gebruinde stukjes van de bodem van de pan. Haal de pan van het vuur en zet opzij.

3. Combineer ui, wortel, raap, pastinaak en knolselderij in een extra grote braadpan met een goed sluitend deksel. Voeg vloeistof uit de pan toe; de jas opgooien. Druk de kalkoenpoten in het groentemengsel. Afgesloten met een deksel.

4. Rooster ongeveer 1 uur en 45 minuten, of tot de groenten gaar zijn en de kalkoen gaar is. Serveer de kalkoendijen en groenten in grote, ondiepe kommen. Giet er een beetje sap uit de pan bovenop.

*Tip: Om piment- en venkelzaad te ontpitten, plaats je de zaden op een snijplank. Druk met de platte kant van een koksmes naar beneden om de zaden lichtjes te verpletteren.

**Tip: Snijd de grotere stukken van de bovenkant van de pastinaken.

PITTIG KALKOENBROOD MET GEKARAMELISEERDE TOMATENSAUS EN GEBAKKEN KOOLSCHIJFJES

VOORBEREIDING:15 minuten koken: 30 minuten bakken: 1 uur 10 minuten staan: 5 minuten voorbereiding: 4 porties

ABSOLUUT EEN KLASSIEK GEHAKTBROOD MET TOMATENSAUSIN HET PALEOMENU, ALS KETCHUP (ZIE RECEPT) BEVAT GEEN ZOUT EN TOEGEVOEGDE SUIKER. HIER WORDT TOMATENSAUS GEMENGD MET GEKARAMELISEERDE UIEN DIE VÓÓR HET BAKKEN OP HET GEHAKTBROOD WORDEN GESTAPELD.

- 1½ pond gemalen kalkoen
- 2 eieren, lichtgeklopt
- ½ kopje amandelmeel
- ⅓ kopje gehakte verse peterselie
- ¼ kopje dun gesneden rode ui (2)
- 1 eetlepel gehakte verse salie of 1 theelepel gedroogde salie, geplet
- 1 eetlepel gehakte verse tijm of 1 theelepel gedroogde tijm, geplet
- ¼ theelepel zwarte peper
- 2 eetlepels olijfolie
- 2 zoete uien gehalveerd en in dunne plakjes gesneden
- 1 kopje paleoketchup (zie recept)
- 1 kleine koolkop, gehalveerd, kern verwijderd en in 8 partjes gesneden
- ½-1 theelepel gemalen rode peper

1. Verwarm de oven voor op 350 ° F. Bekleed een grote bakplaat met bakpapier; opzij zetten, negeren. Meng in een grote kom gemalen kalkoen, ei, amandelmeel, peterselie, ui, salie, tijm en zwarte peper. Vorm in de

voorbereide pan het kalkoenmengsel tot een brood van 8 x 4 inch. Bak gedurende 30 minuten.

2. Verhit ondertussen voor de gekarameliseerde tomatensaus 1 eetlepel olijfolie in een grote koekenpan op middelhoog vuur. Voeg uien toe; kook ongeveer 5 minuten of tot de ui bruin begint te worden, vaak roerend. Zet het vuur middelhoog; Kook ongeveer 25 minuten of tot ze goudbruin en zeer zacht zijn, af en toe roeren. Haal van het vuur; roer de paleoketchup erdoor.

3. Schep de karamelsaus over de kalkoenfilet. Schik de plakjes kool rond het brood. Besprenkel de kool met de resterende 1 eetlepel olijfolie; bestrooi met gemalen rode peper. Bak ongeveer 40 minuten, of totdat een direct afleesbare thermometer in het midden van het brood 165 ° F aangeeft, bedruip met extra gekarameliseerde tomatensaus en draai de kom na 20 minuten. Laat de kalkoengehaktbal 5-10 minuten rusten voordat u hem aansnijdt.

4. Serveer de kalkoenkotelet met plakjes kool en de overgebleven gekarameliseerde uiensaus.

TURKIJE POSOLE

VOORBEREIDING: 20 minuten bakken: 8 minuten koken: 16 minuten bakken: 4 porties

TOPPING VOOR EEN VERWARMENDE SOEP OP MEXICAANSE WIJZE MEER DAN DECORATIE. KORIANDER GEEFT EEN APARTE SMAAK, AVOCADO IS ROMIG EN GEROOSTERDE PEPITAS ZORGEN VOOR EEN AANGENAME CRUNCH.

8 verse tomaten

1¼ tot 1½ pond gemalen kalkoen

1 rode paprika, zonder zaadjes en in dunne reepjes gesneden

½ kopje gehakte ui (1 middelgrote)

6 teentjes knoflook, fijngehakt (1 eetlepel)

1 eetlepel Mexicaanse kruiden (zie recept)

2 kopjes kippenbottenbouillon (zie recept) of zoutvrije kippensoep

1 blik van 14,5 ounce ongezouten, in het vuur geroosterde tomaten, uitgelekt

1 jalapeño of serrano chilipeper, zonder zaadjes en fijngehakt (zie hint)

1 middelgrote avocado gehalveerd, geschild, ontpit en in dunne plakjes gesneden

¼ kopje ongezouten pepitas, geroosterd (zie hint)

¼ kopje gehakte verse koriander

Kalk boten

1. Verwarm de grill voor. Verwijder het vel van de tomaten en gooi ze weg. Was de tomaten en snijd ze doormidden. Leg de tomaten op een onverwarmd grillrooster. Rooster 10-10 cm van het vuur gedurende 8-10 minuten of tot ze lichtbruin zijn en draai ze halverwege het koken om. Laat iets afkoelen in de pan op een rooster.

2. Kook ondertussen de kalkoen, paprika en ui in een grote koekenpan op middelhoog vuur gedurende 5-10 minuten, of tot de kalkoen bruin is en de groenten gaar zijn. Roer met een houten lepel zodat het vlees uit elkaar valt tijdens

het koken. Giet indien nodig het vet af. Voeg knoflook en Mexicaanse kruiden toe. Kook en roer nog 1 minuut.

3. Combineer tweederde van de verkoolde tomaten en 1 kopje kippenbottenbouillon in een blender. Dek af en meng tot een gladde massa. Voeg toe aan het kalkoenmengsel in de pan. Roer 1 kopje kippenbouillon, ongedraineerde tomaten en chilipeper erdoor. Snijd de resterende tomatillos grof; voeg toe aan het kalkoenmengsel. Aan de kook brengen; vermindert koorts. Dek af en laat 10 minuten sudderen.

4. Schep de soep in ondiepe kommen om te serveren. Het is gegarneerd met avocado, pepitas en koriander. Knijp de limoenschijfjes uit over de soep.

KIPPENBOTTENBOUILLON

VOORBEREIDING:15 minuten bakken: 30 minuten koken: 4 uur afkoelen: 's nachts: ongeveer 10 kopjes

VOOR DE MEEST VERSE, BESTE SMAAK - EN HOOGSTE KWALITEITVOEDINGSWAARDE - GEBRUIK ZELFGEMAAKTE KIPPENBOUILLON IN RECEPTEN. (HET BEVAT GEEN ZOUT, BEWAARMIDDELEN OF ADDITIEVEN.) HET ROOSTEREN VAN DE BOTTEN VÓÓR HET STOMEN VERBETERT DE SMAAK. WANNEER ZE LANGZAAM IN VLOEISTOF WORDEN GEKOOKT, DOORDRENKEN DE BOTTEN DE BOUILLON MET MINERALEN ZOALS CALCIUM, FOSFOR, MAGNESIUM EN KALIUM. DOOR ONDERSTAANDE SLOWCOOKINGVARIANT IS DE BEREIDING BIJZONDER EENVOUDIG. VRIES HET IN BAKJES VAN 2 EN 4 KOPJES IN EN ONTDOOI ALLEEN WAT JE NODIG HEBT.

- 2 kilo kippenvleugels en terug
- 4 wortels, fijngehakt
- 2 grote preien, alleen de witte en lichtgroene delen, in dunne plakjes gesneden
- 2 stengels bleekselderij met bladeren, grof gesneden
- 1 pastinaak, grof gesneden
- 6 grote takjes Italiaanse (platte) peterselie
- 6 takjes verse tijm
- 4 teentjes knoflook, gehalveerd
- 2 theelepel hele zwarte peper
- 2 hele kruidnagels
- Koud water

1. Verwarm de oven voor op 425 ° F. Schik de kippenvleugels en de kip terug in een grote ovenschaal; Bak gedurende 30-35 minuten of tot ze goed bruin zijn.

2. Doe de gebruinde stukjes kip en de bruine stukjes die zich in de pan hebben opgehoopt in een grote pan. Voeg wortels, prei, selderij, pastinaak, peterselie, tijm, knoflook, peper en kruidnagel toe. Giet voldoende koud water (ongeveer 12 kopjes) in een grote pan om de kip en de groenten onder water te zetten. Breng op middelhoog vuur aan de kook; pas de hitte zo aan dat de stoofpot een zeer laag kookpunt heeft, waarbij luchtbellen net door het oppervlak breken. Dek af en laat het 4 uur sudderen.

3. Zeef de hete bouillon door een grote zeef bekleed met twee lagen vochtige kaasdoek van 100% katoen. Gooi vaste stoffen weg. Dek de bouillon af en zet een nacht in de koelkast. Verwijder voor gebruik de vetlaag van de bovenkant van de bouillon en gooi deze weg.

Tip: Om de bouillon te klaren (optioneel), combineer 1 eiwit, 1 gebroken eierschaal en ¼ kopje koud water in een kleine kom. Roer het mengsel door de gefilterde bouillon. Laten we het terugbrengen naar de bron. Haal van het vuur; Laat gedurende 5 minuten staan. Zeef de hete bouillon door een zeef bekleed met verse kaasdoek van 100% katoen. Koel en koel vóór gebruik.

Slowcooker-instructies: Bereid zoals aangegeven, behalve stap 2, plaats de ingrediënten in een slowcooker van 5-6 liter. Dek af en kook op laag vuur gedurende 12-14 uur. Ga verder zoals beschreven in stap 3. Voor ongeveer 10 kopjes.

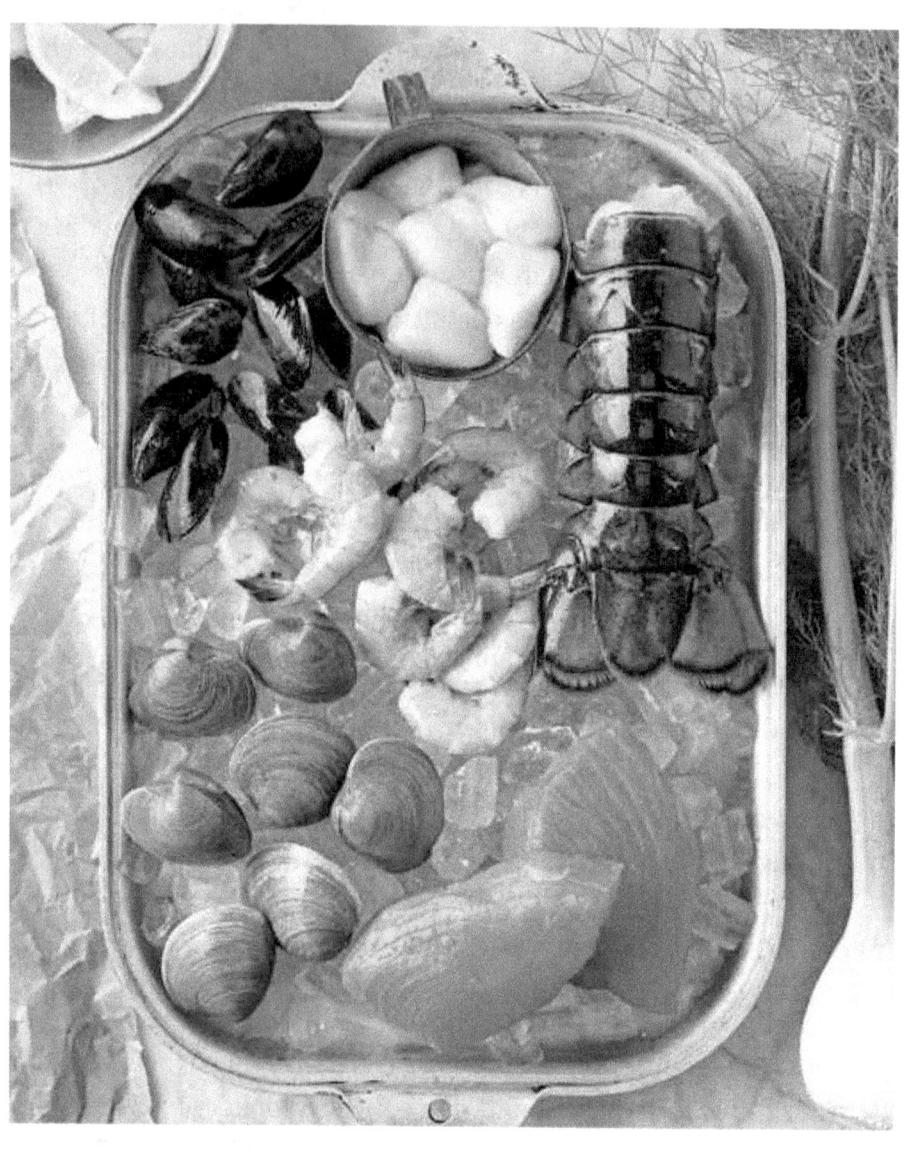

GROENE HARISSAZALM

VOORBEREIDING:25 minuten bakken: 10 minuten grillen: 8 minuten voorbereiding: 4 portiesAFBEELDING

ER WORDT EEN NORMALE DUNSCHILLER GEBRUIKTVERSE RAUWE ASPERGES IN DUNNE LINTEN SCHEREN VOOR DE SALADE. GESERVEERD MET EEN HELDERE CITRUSVINAIGRETTE (ZIERECEPT) EN SAMEN MET GEROOKTE GEROOSTERDE ZONNEBLOEMPITTEN IS HET EEN VERFRISSENDE BEGELEIDER VAN DE ZALM EN DE PITTIGE GROENE KRUIDENSAUS.

ZALM
4 6- tot 8-ounce verse of bevroren zalmfilets zonder vel, ongeveer 2,5 cm dik

Olijfolie

HARISSA
1½ theelepel komijnzaad

1½ theelepel korianderzaad

1 kopje stevig verpakte verse peterselieblaadjes

1 kop grof gehakte verse koriander (bladeren en stengels)

2 jalapeños, zonder zaadjes en grof gehakt (ziehint)

1 sjalot, gehakt

2 teentjes knoflook

1 theelepel fijn geraspte citroenschil

2 eetlepels vers citroensap

⅓ kopje olijfolie

GEKRUIDE ZONNEBLOEMPITTEN
⅓ kopje rauwe zonnebloempitten

1 theelepel olijfolie

1 theelepel dampende kruiden (zierecept)

SALADE
12 grote aspergesperen, bijgesneden (ongeveer 1 pond)

⅓ kopje Heldere Citrusvinaigrette (zie recept)

1. Ontdooi de vis als deze bevroren is; veeg af met een papieren handdoek. Bestrijk beide zijden van de vis dun met olijfolie. Je legt het opzij, je negeert het.

2. Rooster voor de harissa het komijn- en korianderzaad in een kleine pan op middelhoog vuur gedurende 3-4 minuten, of tot ze lichtbruin en geurig zijn. Combineer geroosterd komijn- en korianderzaad, peterselie, koriander, jalapeño, ui, knoflook, citroenschil, citroensap en olijfolie in een keukenmachine. Wij werken vlot. Je legt het opzij, je negeert het.

3. Verwarm voor gekruide zonnebloempitten de oven voor op 300 ° F. Bekleed een bakplaat met bakpapier; opzij zetten, negeren. Meng de zonnebloempitten en 1 theelepel olijfolie in een kleine kom. Strooi de dampende kruiden over de zaden; roer om te coaten. Verdeel de zonnebloempitten gelijkmatig over het bakpapier. Bak ongeveer 10 minuten of tot het licht geroosterd is.

4. Bij een houtskoolgrill of gasgrill plaats je de zalm direct op een middelhoog vuur op een ingevet grillrooster. Dek af en gril gedurende 8 tot 12 minuten, of tot de vis begint te schilferen als u hem met een vork test, en draai hem halverwege het grillen om.

5. Gebruik ondertussen voor de salade een dunschiller om de asperges in lange dunne reepjes te schaven. Doe over in een kom of middelgrote kom. (De puntjes zullen afbreken als de spiesjes dun worden; doe ze over op een bord of kom.) Besprenkel de Bright Citrus Vinaigrette over de

gesneden spiesjes. Bestrooi met gekruide zonnebloempitten.

6. Leg voor het serveren een filet op elk van de vier borden; een lepel groene harissa per filet. Serveer met een geschaafde aspergesalade.

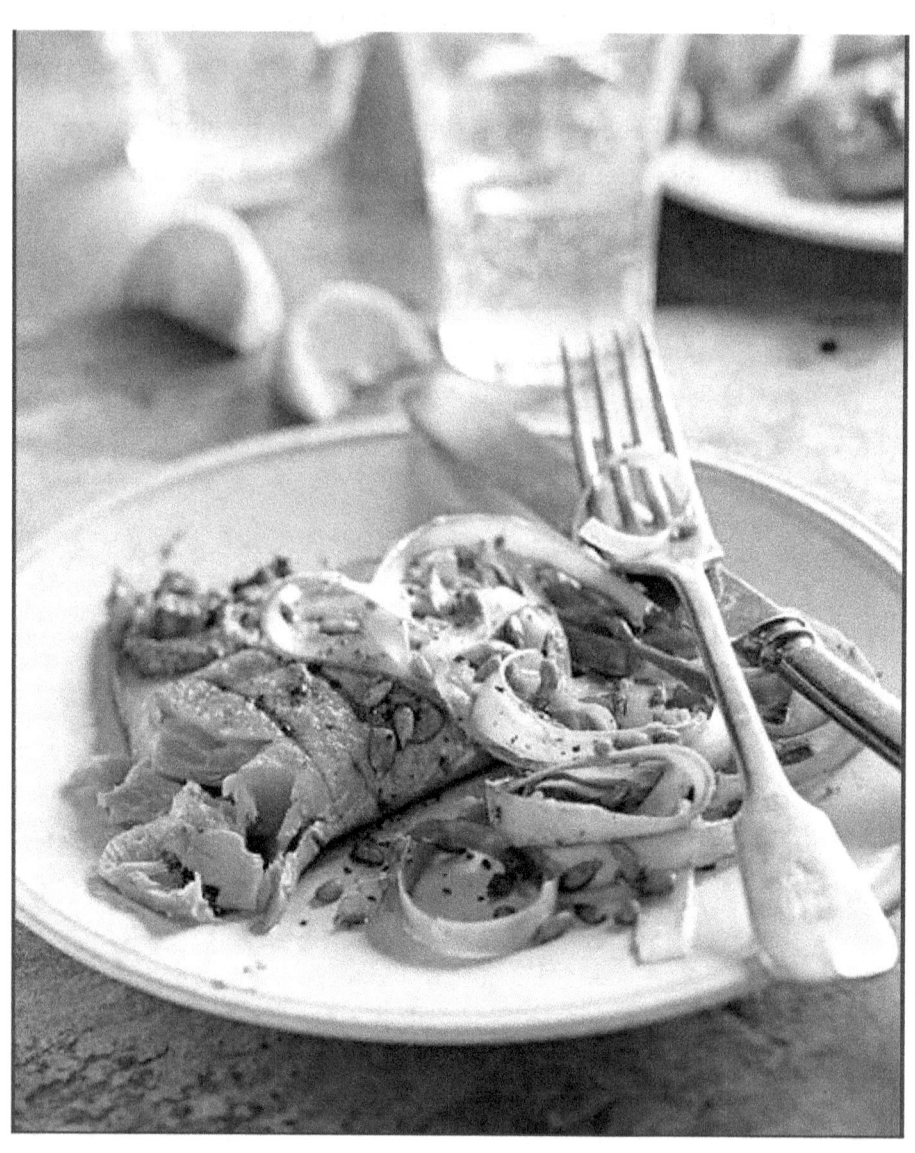

GEGRILDE ZALM MET GEMARINEERDE ARTISJOKSALADE

VOORBEREIDING: 20 minuten grillen: 12 minuten: 4 porties

ZE ZIJN VAAK DE BESTE HULPMIDDELEN OM EEN SALADE TE GOOIEN JE HAND SLA EN GEGRILDE ARTISJOKKEN KUN JE HET BESTE MET SCHONE HANDEN AAN DEZE SALADE TOEVOEGEN.

4 6-ounce verse of bevroren zalmfilets
1 9-ounce pakket bevroren artisjokharten, ontdooid en uitgelekt
5 eetlepels olijfolie
2 eetlepels gehakte sjalotten
1 eetlepel fijn geraspte citroenschil
¼ kopje vers citroensap
3 eetlepels gehakte verse oregano
½ theelepel versgemalen zwarte peper
1 el mediterrane kruiden (zie recept)
1 5 oz pakket gemengde babysalade

1. Ontdooi de vis als deze bevroren is. Spoel de vis; veeg af met een papieren handdoek. Zet de vis opzij.

2. Meng de artisjokken met 2 eetlepels olijfolie in een middelgrote kom; opzij zetten, negeren. Meng in een grote kom 2 eetlepels olijfolie, sjalotjes, citroenschil, citroensap en oregano; opzij zetten, negeren.

3. Voor een houtskoolgrill of gasgrill plaatst u de artisjokharten in een grillmand en grilt u ze direct op middelhoog vuur. Dek af en grill gedurende 6-8 minuten of tot ze mooi bruin en gaar zijn, vaak roerend. Haal de artisjokken van de grill. Laat 5 minuten afkoelen en voeg dan de artisjokken toe aan het sjalottenmengsel. Breng op

smaak met peper; de jas opgooien. Je legt het opzij, je negeert het.

4. Bestrijk de zalm met de resterende 1 eetlepel olijfolie; bestrooi met mediterrane kruiden. Leg de zalm op de grill, met de gekruide kant naar beneden, direct op middelhoog vuur. Dek af en gril gedurende 6 tot 8 minuten, of tot de vis begint te schilferen wanneer u hem met een vork test, waarbij u hem halverwege de grill voorzichtig omdraait.

5. Voeg de salade toe aan de kom met ingelegde artisjokken; gooi voorzichtig om te coaten. De salade wordt geserveerd met gegrilde zalm.

SNELGEROOSTERDE CHILI-SALVIZALM MET GROENE TOMATENSALSA

VOORBEREIDING: 35 minuten afkoelen: 2-4 uur bakken: 10 minuten: 4 porties

"FLASH BAKING" VERWIJST NAAR DE TECHNIEKVERHIT EEN DROGE PAN IN DE OVEN OP HOGE TEMPERATUUR, VOEG EEN BEETJE OLIE EN DE VIS, KIP OF VLEES (PRETZELS!) TOE EN BAK HET ETEN VERVOLGENS AF IN DE OVEN. SNEL FRITUREN VERKORT DE KOOKTIJD EN ZORGT VOOR EEN AANGENAAM KNAPPERIGE BUITENKANT EN EEN SAPPIGE, SMAAKVOLLE BINNENKANT.

ZALM
- 4 5-6 oz verse of bevroren zalmfilets
- 3 eetlepels olijfolie
- ¼ kopje fijngehakte ui
- 2 teentjes knoflook, gepeld en in plakjes gesneden
- 1 eetlepel gemalen koriander
- 1 theelepel gemalen komijn
- 2 theelepels zoete paprika
- 1 theelepel gedroogde oregano, geplet
- ¼ theelepel cayennepeper
- ⅓ kopje vers limoensap
- 1 eetlepel gehakte verse salie

GROENE TOMATENSALSA
- 1½ kopjes in blokjes gesneden stevige groene tomaten
- ⅓ kopje gehakte rode ui
- 2 eetlepels gehakte verse koriander
- 1 jalapeño zonder zaadjes en fijngehakt (zie hint)
- 1 teentje knoflook, gehakt
- ½ theelepel gemalen komijn

¼ theelepel chilipoeder

2-3 eetlepels vers limoensap

1. Ontdooi de vis als deze bevroren is. Spoel de vis; veeg af met een papieren handdoek. Zet de vis opzij.

2. Meng voor chili-saliepasta 1 eetlepel olijfolie, ui en knoflook in een kleine koekenpan. Kook op laag vuur gedurende 1-2 minuten of tot het geurig is. Roer koriander en komijn erdoor; kook en roer gedurende 1 minuut. Roer paprika, oregano en cayennepeper erdoor; kook en roer gedurende 1 minuut. Voeg limoensap en salie toe; kook en roer ongeveer 3 minuten, of totdat er een glad beslag ontstaat; koel.

3. Bestrijk beide kanten van de filet met je vingers met het chili-saliemengsel. Plaats de vis in een glazen of niet-reactieve container; goed afdekken met plasticfolie. Zet 2-4 uur in de koelkast.

4. Meng ondertussen voor de salsa tomaten, ui, koriander, jalapeño, knoflook, komijn en chilipoeder in een middelgrote kom. Goed mengen. Besprenkel met limoensap; de jas opgooien.

4. Gebruik een rubberen spatel om zoveel mogelijk beslag van de zalm te schrapen. Gooi het deeg weg.

5. Plaats een extra grote gietijzeren pan in de oven. Verwarm de oven voor op 500 ° F. Verwarm de oven voor met een pan erin.

6. Haal de hete pan uit de oven. Giet 1 eetlepel olijfolie in de pan. Kantel de pan zodat de bodem van de pan met olie wordt bedekt. Leg de filets met de velzijde naar beneden

in de pan. Bestrijk de bovenkant van de filets met de resterende 1 eetlepel olijfolie.

7. Bak de zalm ongeveer 10 minuten, of totdat de vis begint te schilferen als je hem met een vork test. Serveer de vis met salsa.

GEBAKKEN ZALM EN ASPERGES EN PAPILLOTE MET CITROEN-HAZELNOOTPESTO

VOORBEREIDING: 20 minuten bakken: 17 minuten: 4 porties

KOKEN 'EN PAPILLOTE' BETEKENT SIMPELWEG KOKEN OP PAPIER. HET IS OM VELE REDENEN EEN PRACHTIGE MANIER VAN KOKEN. DE VIS EN GROENTEN STOMEN IN DE FOLIEVERPAKKING, WAARDOOR DE SAPPEN, SMAKEN EN VOEDINGSSTOFFEN BEHOUDEN BLIJVEN – EN JE HOEFT DE AFWAS ACHTERAF NIET MEER TE DOEN.

- 4 6-ounce verse of bevroren zalmfilets
- 1 kopje licht verpakte verse basilicumblaadjes
- 1 kopje licht verpakte verse peterselieblaadjes
- ½ kopje hazelnoten, geroosterd*
- 5 eetlepels olijfolie
- 1 theelepel fijn geraspte citroenschil
- 2 eetlepels vers citroensap
- 1 teentje knoflook, fijngehakt
- 1 kilo dunne asperges, in plakjes gesneden
- 4 eetlepels droge witte wijn

1. Ontdooi de zalm als deze bevroren is. Spoel de vis; veeg af met een papieren handdoek. Verwarm de oven voor op 400 ° F.

2. Meng voor de pesto de basilicum, peterselie, hazelnoten, olijfolie, citroenschil, citroensap en knoflook in een blender of keukenmachine. Dek af en meng of verwerk tot een gladde massa; opzij zetten, negeren.

3. Snij vier vierkanten van 30 cm uit perkamentpapier. Plaats voor elk pakje een zalmfilet in het midden van een perkamentvierkant. Leg er een kwart van de asperges en 2-3 eetlepels pesto op; besprenkel met 1 eetlepel wijn. Til twee tegenoverliggende kanten van het bakpapier op en vouw ze een paar keer over de vis. Vouw de uiteinden van het perkament naar binnen om het af te dichten. Herhaal dit om nog drie pakketten te maken.

4. Bak gedurende 17-19 minuten of totdat de vis begint te schilferen als je hem met een vork test (open de verpakking voorzichtig om te controleren of hij gaar is).

*Tip: Om de hazelnoten te roosteren, verwarm de oven voor op 350°F. Verdeel de walnoten in een enkele laag in een ondiepe pan. Bak gedurende 8-10 minuten of tot ze lichtbruin zijn, roer één keer voor een gelijkmatige bruining. Laat de noten iets afkoelen. Leg warme walnoten op een schone theedoek; wrijf met de handdoek om losse huid te verwijderen.

GEKRUIDE ZALM MET CHAMPIGNON-APPEL-PANNENSAUS

VAN BEGIN TOT EIND: 40 minuten bereidingstijd: 4 porties

HET IS ALLEMAAL ZALMFILETMET EEN COMBINATIE VAN GEBAKKEN CHAMPIGNONS, RODE UIEN, ROODGEBLOSTE APPELSCHIJFJES - EN GESERVEERD OP EEN BEDJE VAN FELGROENE SPINAZIE - ZORGT HET VOOR EEN ELEGANT GERECHT VOOR DE GASTEN.

- 1 ½ kilo verse of bevroren hele zalmfilet, met vel
- 1 theelepel venkelzaad, fijngemalen*
- ½ theelepel gedroogde salie, geplet
- ½ theelepel gemalen koriander
- ¼ theelepel droge mosterd
- ¼ theelepel zwarte peper
- 2 eetlepels olijfolie
- 1½ kopjes verse cremini-champignons, in vieren gedeeld
- 1 middelgrote rode ui, heel dun gesneden
- 1 kleine kookappel, in vieren gesneden, klokhuis verwijderd en in dunne plakjes gesneden
- ¼ kopje droge witte wijn
- 4 kopjes verse spinazie
- Kleine takjes verse salie (optioneel)

1. Ontdooi de zalm als deze bevroren is. Verwarm de oven voor op 425 ° F. Bekleed een grote bakplaat met bakpapier; opzij zetten, negeren. Spoel de vis; veeg af met een papieren handdoek. Leg de zalm met de huid naar beneden op de voorbereide bakplaat. Meng in een kleine kom de venkelzaadjes, ½ theelepel gedroogde salie,

koriander, mosterd en peper. Strooi gelijkmatig over de zalm; wrijf het in met je vingers.

2. Meet de dikte van de vis. Bak de zalm 4 tot 6 minuten tot een dikte van ½ inch, of totdat de vis begint te schilferen als je hem met een vork test.

3. Verhit ondertussen voor de pannensaus olijfolie in een grote koekenpan op middelhoog vuur. Voeg champignons en uien toe; kook 6-8 minuten of tot de champignons zacht zijn en bruin beginnen te worden, af en toe roeren. Appels toevoegen; kook afgedekt en roer nog 4 minuten. Voeg voorzichtig wijn toe. Kook onafgedekt gedurende 2-3 minuten of tot de appelschijfjes zacht zijn. Breng het champignonmengsel met een schuimspaan over in een middelgrote kom; afdekken om warm te blijven.

4. Kook de spinazie in dezelfde pan gedurende 1 minuut, of tot de spinazie net geslonken is, onder voortdurend roeren. Verdeel de spinazie over vier borden. Snij de zalmfilet in vier gelijke delen, snij over de huid heen, maar snij niet door. Gebruik een grote spatel om de stukken zalm van de schil te halen; Leg op elk bord een portie zalm op spinazie. Giet het champignonmengsel gelijkmatig over de zalm. Garneer eventueel met verse salie.

*Tip: vermaal de venkelzaadjes met een stamper of kruidenmolen.

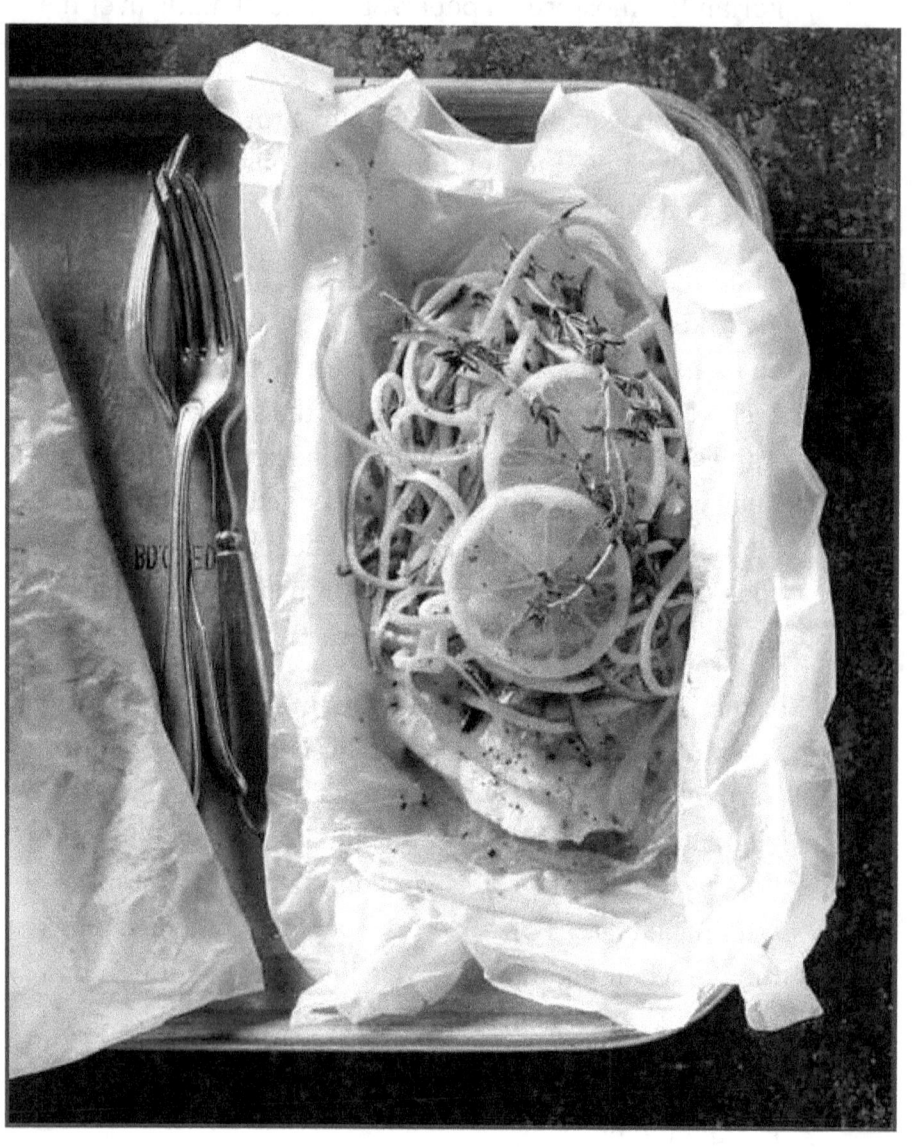

TONG EN PAPILLOTE JULIENNE GROENTEN

VOORBEREIDING:30 minuten bakken: 12 minuten: 4 portiesAFBEELDING

JE KUNT GROENTEN ZEKER JULIENNE MAKENGOED MET EEN SCHERP KOKSMES, MAAR ERG TIJDROVEND. JULIENNESCHILLER (ZIE"APPARATUUR") MAAK JE SNEL LANGE, DUNNE, UNIFORME REEPJES GROENTEN.

- 4 6 oz verse of bevroren tong-, bot- of andere stevige witte visfilets
- 1 courgette, julienne gesneden
- 1 grote wortel, gehakt
- ½ rode ui, julienne gesneden
- 2 Roma-tomaten, zonder zaadjes en in stukjes gesneden
- 2 teentjes knoflook, gehakt
- 1 eetlepel olijfolie
- ½ theelepel zwarte peper
- 1 citroen in 8 dunne plakjes gesneden, zaadjes verwijderd
- 8 takjes verse tijm
- 4 theelepels olijfolie
- ¼ kopje droge witte wijn

1. Ontdooi de vis als deze bevroren is. Verwarm de oven voor op 375 ° F. Meng de courgette, wortel, ui, tomaat en knoflook in een grote kom. Voeg 1 eetlepel olijfolie en ¼ theelepel peper toe; roer goed om te combineren. Zet de groenten opzij.

2. Snij vier vierkanten van 14 inch uit het perkamentpapier. Spoel de vis; veeg af met een papieren handdoek. Plaats een filet in het midden van elk vierkant. Bestrooi met de resterende ¼ theelepel peper. Verdeel de groenten, de schijfjes citroen en de takjes tijm gelijkmatig over de filets.

Bestrijk elke stapel met 1 theelepel olijfolie en 1 eetlepel witte wijn.

3. Werk met één pakket tegelijk, til twee tegenover elkaar liggende zijden op het bakpapier en vouw ze een paar keer over de vis. Vouw de uiteinden van het perkament naar binnen om het af te dichten.

4. Schik de pakketjes in een grote bakplaat. Bak ongeveer 12 minuten, of tot de vis begint te schilferen als je hem met een vork test (open de verpakking voorzichtig om te controleren of hij gaar is).

5. Plaats elk pakketje op een bord om te serveren; open de pakjes voorzichtig.

RUCOLA-PESTO-VISTACO'S MET ROKERIGE LIMOENCRÈME

VOORBEREIDING:30 minuten grillen: 4-6 minuten per ½ inch dikte: 6 porties

TONIJN KAN WORDEN VERVANGEN DOOR KABELJAUW- ALLEEN GEEN TILAPIA. HELAAS IS TILAPIA EEN VAN DE SLECHTSTE KEUZES VOOR VIS. HET WORDT BIJNA UNIVERSEEL GEKWEEKT EN VAAK ONDER ERBARMELIJKE OMSTANDIGHEDEN GROOTGEBRACHT - DUS HOEWEL TILAPIA BIJNA OVERAL VOORKOMT, MOET HET WORDEN VERMEDEN.

4 verse of bevroren tongfilets van 4 tot 5 ounce, ongeveer ½ inch dik

1 recept voor rucola-pesto (zie recept)

½ kopje cashewroom (zie recept)

1 theelepel dampende kruiden (zie recept)

½ theelepel fijngehakte limoenschil

12 slablaadjes

1 rijpe avocado, gehalveerd, ontpit, geschild en in dunne plakjes gesneden

1 kopje gehakte tomaten

¼ kopje gehakte verse koriander

1 limoen in partjes gesneden

1. Ontdooi de vis als deze bevroren is. Spoel de vis; veeg af met een papieren handdoek. Zet de vis opzij.

2. Wrijf beide kanten van de vis in met de rucolapesto.

3. Bij een houtskoolgrill of gasgrill plaats je de vis direct op een ingevette bakplaat op middelhoog vuur. Dek af en gril gedurende 4-6 minuten, of tot de vis begint te schilferen als je hem met een vork test, en draai hem halverwege het grillen één keer om.

4. Meng ondertussen de cashewroom, rookkruiden en limoensap in een klein kommetje voor de Smoky Lime Cream.

5. Breek de vis in stukjes met een vork. Vul de boterblaadjes met vis, plakjes avocado en tomaten; bestrooi met koriander. Bestrijk de taco's met Smoky Lime Cream. Serveer met partjes limoen om over taco's te knijpen.

BASIS VAN AMANDELKORST

VOORBEREIDING:15 minuten koken: 3 minuten: 2 porties

GEWOON EEN BEETJE AMANDELMEELHET ZORGT VOOR EEN PRACHTIGE KORST OP DEZE RAZENDSNELLE GEBAKKEN VIS, GESERVEERD MET ROMIGE DILLEMAYONAISE EN EEN SCHEUTJE VERSE CITROEN.

- 300 gram verse of bevroren tongfilets
- 1 el citroenkruiden (zie recept)
- ¼-½ theelepel zwarte peper
- ⅓ kopje amandelmeel
- 2-3 eetlepels olijfolie
- ¼ kopje Paleo Mayo (zie recept)
- 1 theelepel gehakte verse dille
- Schijfjes citroen

1. Ontdooi de vis als deze bevroren is. Spoel de vis; veeg af met een papieren handdoek. Meng de citroenschil en peper in een kleine kom. Smeer beide zijden van de filet in met het kruidenmengsel en druk licht aan zodat het aan elkaar blijft plakken. Strooi amandelmeel op een groot bord. Bestrijk één kant van elke filet met amandelmeel en druk lichtjes aan om te hechten.

2. Verhit in een grote koekenpan voldoende olie om de pan op middelhoog vuur te bedekken. Voeg de vis toe, met het vel naar beneden. Kook gedurende 2 minuten. Draai de vis voorzichtig om; kook nog ongeveer 1 minuut, of tot de vis schilfert als je hem met een vork test.

3. Meng voor de saus de Paleo-mayo en dille in een kleine kom. De vis wordt geserveerd met saus en partjes citroen.

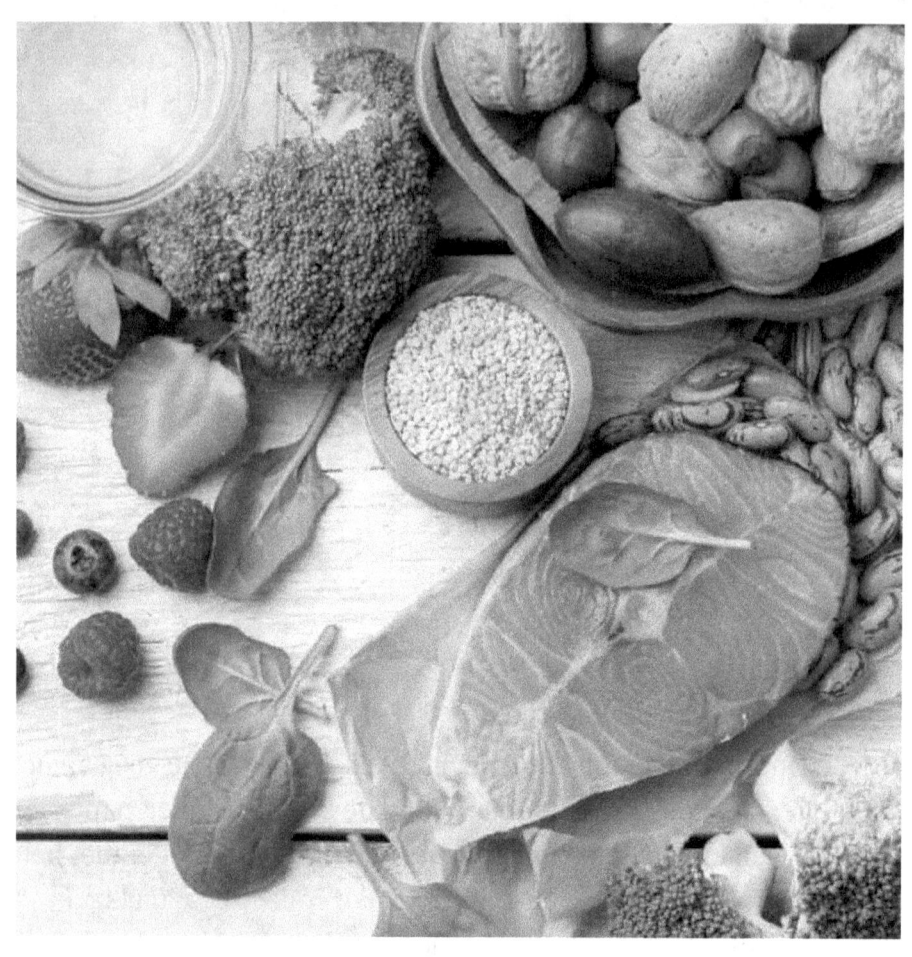

GEGRILDE KABELJAUW- EN COURGETTEPAKKETJES MET EEN PITTIGE MANGO-BASILICUMSAUS

VOORBEREIDING:20 minuten grillen: 6 minuten: 4 porties

1 tot 1,5 pond verse of bevroren kabeljauw, ½ tot 1 inch dik

4 stuks 24 inch lang en 12 inch breed

1 middelgrote courgette in juliennereepjes gesneden

Citroenkruiden (zie recept)

¼ kopje Chipotle Paleo Mayo (zie recept)

1-2 eetlepels gepureerde rijpe mango*

1 el vers limoen- of citroensap of rijstwijnazijn

2 eetlepels gehakte verse basilicum

1. Ontdooi de vis als deze bevroren is. Spoel de vis; veeg af met een papieren handdoek. Snijd de vis in vier delen.

2. Vouw elk stuk folie dubbel om een dubbel dik vierkant van 30 cm te maken. Plaats een stuk vis in het midden van het folievierkant. Leg er een kwart van de courgette op. Bestrooi met citroenschil. Til twee tegenoverliggende kanten van de aluminiumfolie op en vouw ze meerdere keren over de courgette en vis. Vouw de uiteinden van de aluminiumfolie naar binnen. Herhaal dit om nog drie pakketten te maken. Meng voor de saus de Chipotle Paleo Mayo, mango, limoensap en basilicum in een kleine kom; opzij zetten, negeren.

3. Bij een houtskoolgrill of gasgrill plaats je de pakketjes direct op het geoliede grillrooster op middelhoog vuur. Dek af en gril gedurende 6-9 minuten, of tot de vis begint te schilferen als je hem met een vork test en de courgette

knapperig is (open de verpakking voorzichtig om te controleren of ze gaar is). Draai de pakketjes niet om tijdens het grillen. Bestrijk elke portie met saus.

*Tip: Meng voor de mangopuree ¼ kopje gehakte mango en 1 eetlepel water in een blender. Dek af en meng tot een gladde massa. Voeg de rest van de gepureerde mango toe aan de smoothie.

KABELJAUW GEBAKKEN IN RIESLING MET TOMATEN GEVULD MET PESTO

VOORBEREIDING: 30 minuten koken: 10 minuten: 4 porties

1 tot 1,5 pond verse of bevroren kabeljauwfilets, ongeveer 2,5 cm dik
4 Roma-tomaatjes
3 eetlepels basilicumpesto (zie<u>recept</u>)
¼ theelepel zwarte peper
1 kopje droge Riesling of Sauvignon Blanc
1 takje verse tijm of ½ theelepel gedroogde tijm, geplet
1 laurierblad
½ kopje water
2 eetlepels gehakte sjalotjes
Schijfjes citroen

1. Ontdooi de vis als deze bevroren is. Snij de tomaten horizontaal doormidden. Snijd de zaden en een deel van het vruchtvlees eruit. (Als je de tomaat plat wilt laten liggen, snijd dan een heel dun plakje van het uiteinde en zorg ervoor dat er geen gaten in de bodem van de tomaat zitten.) Schep de pesto in elke tomatenhelft; bestrooi met gemalen peper; opzij zetten, negeren.

2. Spoel de vis; veeg af met een papieren handdoek. Snijd de vis in vier delen. Plaats een stoommandje in een grote pan met een goed sluitend deksel. Voeg ongeveer een halve centimeter water toe aan de pan. Aan de kook brengen; zet het vuur laag tot medium. Leg de tomaten met de snijkant naar boven in het mandje. Dek af en laat 2-3 minuten sudderen, of tot het heet is.

3. Schep de tomaten op een bord; afdekken om warm te blijven. Haal het stoommandje uit de pan; gooi het water

weg. Voeg de wijn, tijm, laurierblaadjes en ½ kopje water toe aan de pan. Aan de kook brengen; zet het vuur middelhoog. Voeg vis en ui toe. Laat het afgedekt 8-10 minuten sudderen, of tot de vis begint te schilferen als je hem met een vork test.

4. Giet een beetje van het stroperingsvocht over de vis. De vis wordt geserveerd met tomaten gevuld met pesto en partjes citroen.

GEBAKKEN PISTACHE-KORIANDER KABELJAUW MET ZOETE AARDAPPELPUREE

VOORBEREIDING:20 minuten koken: 10 minuten bakken: 4-6 minuten per ½ inch dikte: 4 porties

- 1 tot 1,5 pond verse of bevroren kabeljauw
- Olijfolie of geraffineerde kokosolie
- 2 eetlepels gemalen pistachenoten, pecannoten of amandelen
- 1 eiwit
- ½ theelepel fijn geraspte citroenschil
- 1½ kilo zoete aardappelen, geschild en in blokjes
- 2 teentjes knoflook
- 1 eetlepel kokosolie
- 1 el geraspte verse gember
- ½ theelepel gemalen komijn
- ¼ kopje kokosmelk (zoals Nature's Way)
- 4 theelepels korianderpesto of basilicumpesto (zie recepten)

1. Ontdooi de vis als deze bevroren is. Het voorverwarmen van de kool. Het olierek op de grillpan. Meng in een kleine kom gemalen walnoten, eiwitten en citroenschil; opzij zetten, negeren.

2. Kook voor de zoete aardappelpuree de zoete aardappelen en de knoflook in een middelgrote pan in voldoende kokend water, zodat ze 10-15 minuten onder water staan, of tot ze gaar zijn. Kanaal; doe de zoete aardappel en knoflook terug in de pan. Pureer de zoete aardappelen met een aardappelstamper. Meng 1 eetlepel kokosolie, gember en komijn erdoor. Pureer in kokosmelk tot het licht en luchtig is.

3. Spoel de vis af; veeg af met een papieren handdoek. Snijd de vis in vieren en leg deze op een voorverwarmde grillpan. Plaats het onder de dunne randen. Bestrijk elke hap met korianderpesto. Giet het notenmengsel over de pesto en verdeel het voorzichtig. Rooster de vis gedurende 4-6 minuten van het vuur, 4-6 minuten per halve inch dikte, of tot de vis schilfert als je hem met een vork test en als de schil begint te branden, bedek hem dan tijdens het koken met folie. De vis wordt geserveerd met zoete aardappelen.

ROZEMARIJN-MANDARIJN KABELJAUW MET GEROOSTERDE BROCCOLI

VOORBEREIDING:15 minuten marineren: tot 30 minuten bakken: 12 minuten voorbereiding: 4 porties

1 tot 1,5 pond verse of bevroren kabeljauw
1 theelepel fijn geraspte mandarijnenschil
½ kopje vers mandarijn- of sinaasappelsap
4 eetlepels olijfolie
2 theelepels gehakte verse rozemarijn
¼-½ theelepel zwarte peper
1 theelepel fijn geraspte mandarijnenschil
3 kopjes broccoli
¼ theelepel gemalen rode peper
Mandarijnschijfjes, zaadjes verwijderd

1. Verwarm de oven voor op 450 ° F. Ontdooi de vis als deze bevroren is. Spoel de vis; veeg af met een papieren handdoek. Snijd de vis in vier delen. Meet de dikte van de vis. Meng in een ondiepe kom het mandarijnsinaasappelsap, 2 eetlepels olijfolie, rozemarijn en zwarte peper; vis toevoegen. Dek af en laat maximaal 30 minuten in de koelkast marineren.

2. Meng de broccoli in een grote kom met de resterende 2 eetlepels olijfolie en de gemalen rode paprika. Doe het in een ovenschaal van 2 liter.

3. Vet een ondiepe bakplaat licht in met extra olijfolie. Giet de vis af en kook de marinade. Leg de vis in de pan en stop hem onder de dunne rand. Plaats de vis en broccoli in de oven. Bak de broccoli gedurende 12-15 minuten, of tot ze

knapperig zijn, en roer halverwege de kooktijd. Rooster de vis 4 tot 6 minuten per halve inch dikte, of totdat de vis schilfert als je hem met een vork test.

4. Kook de bewaarde marinade in een kleine pan; kook gedurende 2 minuten. Besprenkel de gekookte vis met de marinade. De vis wordt geserveerd met broccoli en mandarijnschijfjes.

CURRY-KABELJAUWSALADEWRAP MET INGELEGDE RADIJSJES

VOORBEREIDING: 20 minuten staan: 20 minuten koken: 6 minuten voorbereiding: 4 porties AFBEELDING

1 pond verse of bevroren kabeljauwfilets
6 radijsjes, grof gesneden
6-7 eetlepels appelazijn
½ theelepel gemalen rode peper
2 eetlepels ongeraffineerde kokosolie
¼ kopje amandelboter
1 teentje knoflook, gehakt
2 theelepels fijn geraspte gember
2 eetlepels olijfolie
1½-2 theelepel ongezouten kerriepoeder
4-8 slablaadjes of slablaadjes
1 rode paprika in juliennereepjes gesneden
2 eetlepels gehakte verse koriander

1. Ontdooi de vis als deze bevroren is. Meng in een middelgrote kom de radijsjes, 4 eetlepels azijn en ¼ theelepel gemalen rode peper; Laat 20 minuten staan, af en toe roeren.

2. Smelt voor de amandelbotersaus de kokosolie in een kleine pan op laag vuur. Meng de amandelboter tot een gladde massa. Roer de knoflook, gember en ¼ theelepel gemalen rode peper erdoor. Haal van het vuur. Voeg de resterende 2-3 eetlepels appelciderazijn toe, meng tot een gladde massa; opzij zetten, negeren. (De saus wordt iets dikker als er azijn wordt toegevoegd.)

3. Spoel de vis af; veeg af met een papieren handdoek. Verhit de olijfolie en het kerriepoeder in een grote pan op

middelhoog vuur. Vis toevoegen; kook 3-6 minuten of tot de vis begint te schilferen wanneer u deze met een vork test, en draai hem halverwege het koken één keer om. Gebruik twee vorken om de vis grof te schilferen.

4. Giet de radijs af; gooi de marinade weg. Schep in elk slablad wat vis, rode paprikareepjes, radijsmengsel en amandelboterdressing. Bestrooi met koriander. Wikkel de blaadjes om de vulling. Zet het pakket indien nodig vast met een houten tandenstoker.

GEBAKKEN GESPIKKELDE CITROEN EN VENKEL

VOORBEREIDING: 25 minuten bakken: 50 minuten: 4 porties

SCHELVIS, VOORN EN KABELJAUW HEBBEN HET ALLEMAAL MILDE SMAAK, HARD WIT VRUCHTVLEES. ZE ZIJN IN DE MEESTE RECEPTEN UITWISSELBAAR, INCLUSIEF DEZE EENVOUDIGE GEBAKKEN VIS EN GROENTEN MET KRUIDEN EN WIJN.

- 4 6-ounce verse of bevroren schelvis-, koolvis- of kabeljauwfilets, ongeveer ½ inch dik
- 1 grote ui venkel zonder zaadjes en in plakjes gesneden, blaadjes apart gehouden en gehakt
- 4 middelgrote wortels, verticaal gehalveerd en in stukken van 2-3 inch gesneden
- 1 rode ui, gehalveerd en in plakjes gesneden
- 2 teentjes knoflook, gehakt
- 1 citroen in dunne plakjes gesneden
- 3 eetlepels olijfolie
- ½ theelepel zwarte peper
- ¾ kopje droge witte wijn
- 2 eetlepels fijngehakte verse peterselie
- 2 eetlepels gehakte verse venkelbladeren
- 2 theelepels fijn geraspte citroenschil

1. Ontdooi de vis als deze bevroren is. Verwarm de oven voor op 400 ° F. Meng de venkel, wortel, ui, knoflook en partjes citroen in een rechthoekige ovenschaal van 3 liter. Besprenkel met 2 eetlepels olijfolie en bestrooi met ¼ theelepel peper; de jas opgooien. Giet wijn in de pot. Bedek de schaal met folie.

2. Bak gedurende 20 minuten. Blootstellen; roer het groentemengsel erdoor. Bak nog eens 15-20 minuten of tot de groenten knapperig en zacht zijn. Meng het groentemengsel. Bestrooi de vis met de resterende ¼ theelepel peper; leg de vis op het groentemengsel. Besprenkel met de resterende 1 eetlepel olijfolie. Bak ongeveer 8-10 minuten, of totdat de vis begint te schilferen als je hem met een vork test.

3. Meng de peterselie, venkelblaadjes en citroenschil in een kleine kom. Bij het serveren het vis-groentenmengsel over de borden verdelen. Schep de vis en groenten in de pan. Bestrooi met peterseliemengsel.

PECANNOTENSNAPPER MET REMOULADE, OKRA OP CAJUN-STIJL EN TOMATEN

VOORBEREIDING: 1 uur koken: 10 minuten bakken: 8 minuten Bereiding: 4 porties

DIT IS EEN VISGERECHT DAT GEZELSCHAP WAARD IS HET KOST TIJD OM TE BEREIDEN, MAAR DE RIJKE SMAAK MAAKT HET DE MOEITE WAARD. DE REMOULADE – EEN MAYONAISESAUS OP SMAAK GEBRACHT MET MOSTERD-, CITROEN- EN CAJUN-KRUIDEN EN GEGARNEERD MET GEHAKTE RODE PEPER, UI EN PETERSELIE – KAN EEN DAG VAN TEVOREN WORDEN GEMAAKT EN IN DE KOELKAST WORDEN BEWAARD.

- 4 eetlepels olijfolie
- ½ kopje fijngehakte pecannoten
- 2 eetlepels gehakte verse peterselie
- 1 eetlepel gehakte verse tijm
- 2 8-ounce red snapperfilets, ½ inch dik
- 4 theelepels Cajunkruiden (zie recept)
- ½ kopje in blokjes gesneden ui
- ½ kopje gehakte groene paprika's
- ½ kopje gesneden selderij
- 1 eetlepel gehakte knoflook
- 1 pond verse okra-peulen, gesneden in plakjes van 1 inch dik (of verse asperges, gesneden in lengtes van 1 inch)
- 8 ons druiven- of kerstomaatjes, gehalveerd
- 2 theelepels gehakte verse tijm
- Zwarte peper
- Remoulade (zie recept rechts)

1. Verhit 1 eetlepel olijfolie in een middelgrote koekenpan op middelhoog vuur. Voeg de pecannoten toe en rooster ze

ongeveer 5 minuten, of tot ze goudbruin en geurig zijn, terwijl je regelmatig roert. Doe de pecannoten in een kleine kom en laat afkoelen. Voeg de peterselie en de tijm toe en zet opzij.

2. Verwarm de oven voor op 400 ° F. Bekleed een bakplaat met bakpapier of aluminiumfolie. Leg de snapperfilets op de bakplaat, met het vel naar beneden, en strooi er 1 theelepel Cajunkruiden over. Breng 2 eetlepels olijfolie aan op de filets met een deegkwast. Verdeel het pecannotenmengsel gelijkmatig over de filets en druk de noten voorzichtig op het oppervlak van de vis, zodat ze aan elkaar plakken. Bestrijk indien mogelijk alle blootliggende delen van de visfilet met walnoten. Bak de vis gedurende 8-10 minuten of tot hij gemakkelijk loslaat met de punt van een mes.

3. Verhit de resterende 1 eetlepel olijfolie in een grote koekenpan op middelhoog vuur. Voeg ui, paprika, selderij en knoflook toe. Kook en roer gedurende 5 minuten of tot de groenten knapperig en zacht zijn. Voeg gesneden okra (of asperges, indien gebruikt) en tomaten toe; kook gedurende 5-7 minuten, of tot de okra knapperig is en de tomaten beginnen te splijten. Haal van het vuur en breng op smaak met tijm en zwarte peper. Serveer de groenten met snapper en remoulade.

Remoulade: Meng in een keukenmachine ½ kopje gehakte rode paprika, ¼ kopje gehakte ui en 2 eetlepels gehakte verse peterselie. Voeg ¼ kopje Paleo Mayo toe (zie_recept), ¼ kopje Dijon-mosterd (zie_recept), 1½ theelepel citroensap en ¼ theelepel Cajunkruiden (zie_recept).

Pulseer tot het gecombineerd is. Doe het in een kom en zet het in de koelkast tot het klaar is om te serveren. (Remoulade kan 1 dag van tevoren worden bereid en in de koelkast worden bewaard.)

DRAGON-TONIJNBALLETJES MET AVOCADO-CITROEN-AIOLI

VOORBEREIDING:25 minuten koken: 6 minuten: 4 portiesAFBEELDING

NAAST ZALM IS TONIJN DAAR ÉÉN VANVAN DE ZELDZAME VIS DIE FIJN KAN WORDEN GESNEDEN EN TOT HAMBURGERS KAN WORDEN GEVORMD. ZORG ERVOOR DAT U DE TONIJN NIET TE VEEL VERWERKT IN DE KEUKENMACHINE; TE VEEL VERWERKING ZAL HEM HARDER MAKEN.

- 1 kilo verse of bevroren tonijnfilets zonder vel
- 1 eiwit, lichtgeklopt
- ¾ kopje gemalen gouden lijnzaadmeel
- 1 eetlepel vers gehakte dragon of dille
- 2 eetlepels gehakte verse bieslook
- 1 theelepel fijn geraspte citroenschil
- 2 eetlepels lijnzaadolie, avocado-olie of olijfolie
- 1 middelgrote avocado, in plakjes gesneden
- 3 eetlepels Paleo Mayo (zierecept)
- 1 theelepel fijn geraspte citroenschil
- 2 theelepels vers citroensap
- 1 teentje knoflook, gehakt
- 4 ons babyspinazie (ongeveer 4 kopjes stevig verpakt)
- ⅓ kopje geroosterde knoflookvinaigrette (zierecept)
- 1 Granny Smith-appel, zonder klokhuis en in stukjes ter grootte van een lucifer gesneden
- ¼ kopje gehakte geroosterde walnoten (ziehint)

1. Ontdooi de vis als deze bevroren is. Spoel de vis; veeg af met een papieren handdoek. Snijd de vis in stukjes van 1,5 centimeter. Doe de vis in een keukenmachine; hak klein met aan/uit-pulsen. (Pas op dat u niet te veel werkt, anders wordt de taart hard.) Zet de vis opzij.

2. Klop in een middelgrote kom het eiwit, ¼ kopje lijnzaadmeel, dragon, bieslook en citroenschil samen. Vis toevoegen; meng voorzichtig. Vorm het vismengsel in vier ½-inch dikke pasteitjes.

3. Doe de resterende ½ kopje lijnzaadmaaltijd in een ondiepe kom. Doop de koekjes in het lijnzaadmengsel en draai ze vervolgens gelijkmatig om.

4. Verhit de olie in een extra grote pan op middelhoog vuur. Kook het tonijnpasteitje in hete olie gedurende 6 tot 8 minuten, of tot een direct afleesbare thermometer die horizontaal in het pasteitje is gestoken een temperatuur van 160 °F aangeeft, en draai hem halverwege de kooktijd één keer om.

5. Pureer ondertussen de avocado met een vork in een middelgrote kom voor de aïoli. Voeg Paleo Mayo, citroenschil, citroensap en knoflook toe. Meng goed en pureer tot het bijna glad is.

6. Doe de spinazie in een middelgrote kom. Gooi spinazie met geroosterde knoflookvinaigrette; de jas opgooien. Leg voor elke portie een balletje tonijn en een kwart van de spinazie op een serveerbord. Toptonijn met aïoli. Spinazie gegarneerd met appels en walnoten. Serveer onmiddellijk.

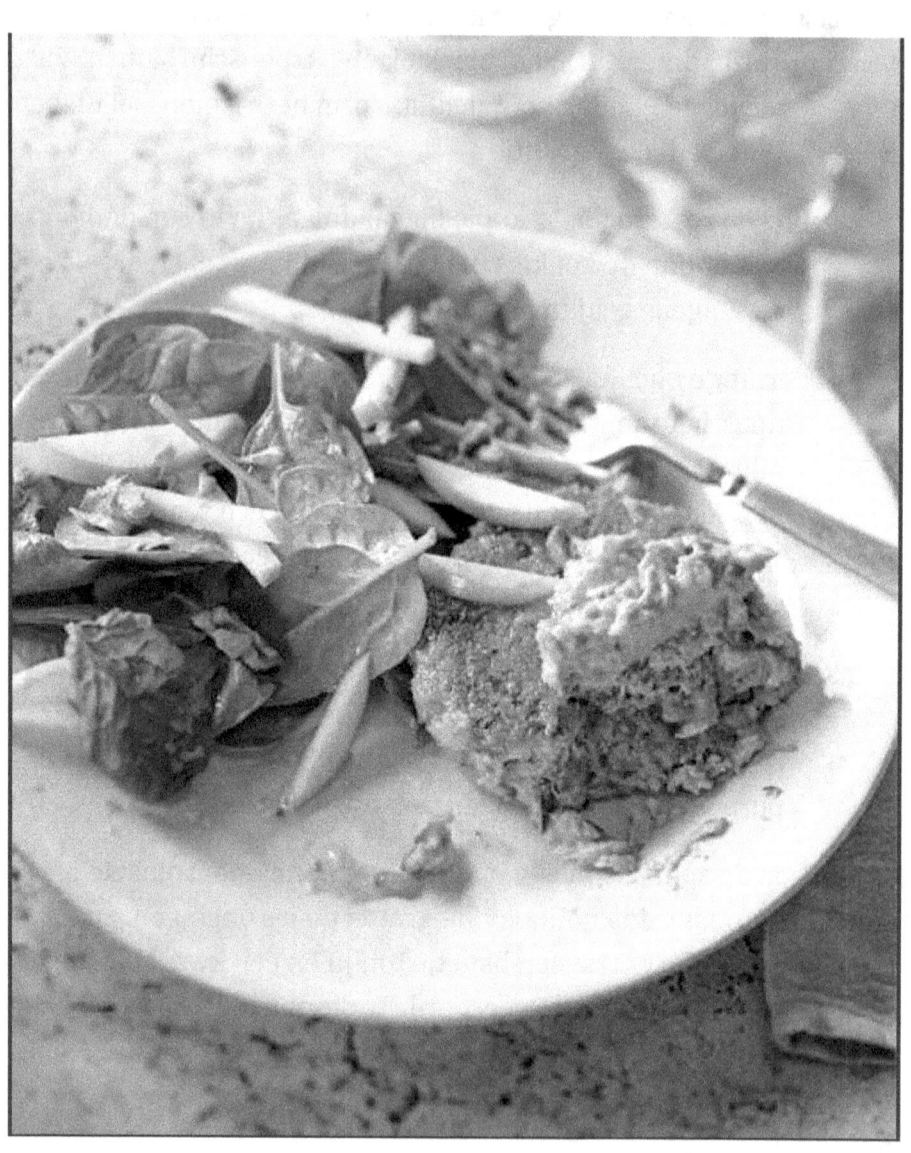

GESTREEPTE BAS-TAJINE

VOORBEREIDING: 50 minuten afkoelen: 1-2 uur koken: 22 minuten bakken: 25 minuten voorbereiding: 4 porties

HET HEET TAJINEZOWEL EEN SOORT NOORD-AFRIKAANS ETEN (EEN SOORT STOOFPOT) ALS DE CONISCHE BAK WAARIN HET WORDT GEKOOKT. ALS JE ER GEEN HEBT, WERKT EEN AFGEDEKTE OVENVASTE PAN PRIMA. CHERMOULA IS EEN DIKKE NOORD-AFRIKAANSE KRUIDENPASTA DIE VOORAL WORDT GEBRUIKT ALS MARINADE VOOR VIS. SERVEER DIT KLEURRIJKE VISGERECHT MET ZOETE AARDAPPELEN OF BLOEMKOOL.

- 4 6-ounce verse of bevroren gestreepte zeebaars- of heilbotfilets, met vel erop
- 1 bosje koriander, gehakt
- 1 theelepel fijn geraspte citroenschil (opzij zetten)
- ¼ kopje vers citroensap
- 4 eetlepels olijfolie
- 5 teentjes knoflook, gehakt
- 4 theelepels gemalen komijn
- 2 theelepels zoete paprika
- 1 theelepel gemalen koriander
- ¼ theelepel gemalen anijs
- 1 grote ui, geschild, gehalveerd en in dunne plakjes gesneden
- 1 blik van 15 ounce ongezouten, in het vuur geroosterde, in blokjes gesneden tomaten, uitgelekt
- ½ kopje kippenbottenbouillon (zie recept) of zoutvrije kippensoep
- 1 grote gele paprika, zonder zaadjes en in reepjes van een halve inch gesneden
- 1 grote oranje paprika, zonder zaadjes en in reepjes van ½ inch gesneden

1. Ontdooi de vis als deze bevroren is. Spoel de vis; veeg af met een papieren handdoek. Leg de visfilets in een ondiepe, niet-metalen ovenschaal. Zet de vis opzij.

2. Meng voor de chermoula de koriander, het citroensap, 2 eetlepels olijfolie, 4 fijngehakte teentjes knoflook, komijn, paprikapoeder, koriander en anijs in een blender of kleine keukenmachine. Werk af en werk tot een gladde massa.

3. Giet de helft van de chermoula over de vis en draai de vis om zodat beide kanten bedekt zijn. Dek af en zet 1-2 uur in de koelkast. Bedek met de resterende chermoula; laat op kamertemperatuur staan tot het nodig is.

4. Verwarm de oven voor op 325 ° F. Verhit de resterende 2 eetlepels olie in een grote koekenpan op middelhoog vuur. Voeg uien toe; kook en roer gedurende 4-5 minuten of tot ze gaar zijn. Roer 1 teentje gehakte knoflook erdoor; kook en roer gedurende 1 minuut. Voeg de gereserveerde chermoula, tomaten, kippenbouillon, paprikareepjes en citroenschil toe. Aan de kook brengen; vermindert koorts. Laat 15 minuten onafgedekt sudderen. Breng indien nodig het mengsel over naar de tajine; voeg de vis en de rest van de chermoula uit de pot toe. Omslag; Bak gedurende 25 minuten. Serveer onmiddellijk.

HEILBOT IN KNOFLOOK-GARNALENSAUS MET SOFFRITO BOERENKOOL

VOORBEREIDING: 30 minuten koken: 19 minuten: 4 porties

ER ZIJN VEEL BRONNEN EN SOORTEN HEILBOT, EN ZE KUNNEN VAN HEEL VERSCHILLENDE KWALITEIT ZIJN – EN KUNNEN ONDER HEEL VERSCHILLENDE OMSTANDIGHEDEN WORDEN GEVANGEN. DE DUURZAAMHEID VAN DE VIS, DE OMGEVING WAARIN HIJ LEEFT EN DE KWEEK-/VISOMSTANDIGHEDEN ZIJN ALLEMAAL FACTOREN DIE BEPALEN WELKE VIS GESCHIKT IS VOOR CONSUMPTIE. BEZOEK DE WEBSITE VAN MONTEREY BAY AQUARIUM (WWW.SEAFOODWATCH.ORG) VOOR DE LAATSTE INFORMATIE OVER WELKE VIS U MOET ETEN EN WELKE U MOET VERMIJDEN.

- 4 6-ounce verse of bevroren heilbotfilets, ongeveer 2,5 cm dik
- Zwarte peper
- 6 eetlepels extra vergine olijfolie
- ½ kopje fijngehakte ui
- ¼ kopje gehakte rode paprika
- 2 teentjes knoflook, gehakt
- ¾ theelepel gerookte paprikapoeder
- ½ theelepel gehakte verse oregano
- 4 kopjes boerenkool, gesteeld, gesneden in ¼-inch dikke reepjes (ongeveer 12 ounces)
- ⅓ kopje water
- 8 ons middelgrote garnalen, gepeld, ontdaan van darmen en grof gehakt
- 4 teentjes knoflook, in dunne plakjes gesneden
- ¼-½ theelepel gemalen rode peper
- ⅓ kopje droge sherry

2 eetlepels citroensap

¼ kopje gehakte verse peterselie

1. Ontdooi de vis als deze bevroren is. Spoel de vis; veeg af met een papieren handdoek. Bestrooi de vis met peper. Verhit 2 eetlepels olijfolie in een grote koekenpan op middelhoog vuur. Voeg de filet toe; Kook gedurende 10 minuten of tot ze goudbruin zijn en schilfers vertonen als u dit met een vork test, en draai ze halverwege het koken. Leg de vis op een bord en dek af met aluminiumfolie om hem warm te houden.

2. Verhit ondertussen in een andere grote koekenpan 1 eetlepel olijfolie op middelhoog vuur. Voeg ui, paprika, 2 teentjes knoflook, paprika en oregano toe; kook en roer gedurende 3-5 minuten of tot ze gaar zijn. Roer de kruiden en het water erdoor. Dek af en kook gedurende 3-4 minuten of tot de vloeistof is verdampt en de groenten zacht zijn, af en toe roerend. Dek af en houd warm tot het serveren.

3. Voeg de resterende 3 eetlepels olijfolie toe aan de garnalensaus in de pan waarin de vis wordt gekookt. Voeg de garnalen, 4 teentjes knoflook en de gehakte paprika toe. Kook en roer gedurende 2-3 minuten of tot de knoflook goudbruin begint te worden. Voeg de garnalen toe; kook 2-3 minuten tot de garnalen stevig en roze zijn. Roer de sherry en het citroensap erdoor. Kook 1-2 minuten of tot ze net gaar zijn. Roer de peterselie erdoor.

4. Verdeel de garnalensaus over de heilbotfilets. Serveer met groenten.

ZEEVRUCHTENBOUILLABAISSE

VAN BEGIN TOT EIND: 1¾ UUR VOOR: 4 PORTIES

NET ALS DE ITALIAANSE CIOPPINO IS DIT DE FRANSE STOOFPOT MET ZEEVRUCHTENVIS EN SCHAALDIEREN BLIJKEN EEN VOORBEELD TE ZIJN VAN DE DAGELIJKSE VANGST IN EEN POT MET KNOFLOOK, UIEN, TOMATEN EN WIJN. DE KENMERKENDE SMAAK VAN BOUILLABAISSE IS ECHTER DE SMAAKCOMBINATIE VAN SAFFRAAN, VENKEL EN SINAASAPPELSCHIL.

1 pond verse of bevroren heilbotfilets zonder vel, in stukken van 1 inch gesneden

4 eetlepels olijfolie

2 kopjes gehakte ui

4 teentjes knoflook, geperst

1 venkelkop zonder zaadjes en fijngehakt

6 Roma-tomaten, gehakt

¾ kopje kippenbottenbouillon (zie recept) of zoutvrije kippensoep

¼ kopje droge witte wijn

1 kopje fijngehakte ui

1 venkelkop zonder zaadjes en fijngehakt

6 teentjes knoflook, gehakt

1 sinaasappel

3 Roma-tomaten, gehakt

4 strengen saffraan

1 eetlepel gehakte verse oregano

1 kilo Sint-Jakobsschelpen, geschrobd en afgespoeld

1 pond mosselen, baard verwijderd, geschrobd en gespoeld (zie hint)

Gehakte verse oregano (optioneel)

1. Ontdooi de heilbot als deze bevroren is. Spoel de vis; veeg af met een papieren handdoek. Zet de vis opzij.

2. Verhit 2 eetlepels olijfolie op middelhoog vuur in een Nederlandse oven van 6-8 liter. Voeg 2 kopjes gehakte ui,

1 kop gehakte venkel en 4 teentjes geperste knoflook toe aan de pot. Kook 7-9 minuten of tot de ui zacht is, af en toe roeren. Voeg 6 gehakte tomaten en 1 krop gehakte venkel toe; kook nog eens 4 minuten. Voeg kippenbouillon en witte wijn toe aan de pot; laat 5 minuten sudderen; laat iets afkoelen. Doe het groentemengsel in een blender of keukenmachine. Dek af en meng of verwerk tot een gladde massa; opzij zetten, negeren.

3. Verhit de resterende 1 eetlepel olijfolie in dezelfde braadpan op middelhoog vuur. Voeg 1 kopje gesnipperde ui, 1 fijngehakte venkel en 6 fijngehakte teentjes knoflook toe. Kook op middelhoog vuur gedurende 5-7 minuten of tot ze bijna gaar zijn, vaak roerend.

4. Schil de sinaasappel in brede reepjes met een dunschiller; opzij zetten, negeren. Voeg het gepureerde groentemengsel, 3 gehakte tomaten, saffraan, oregano en sinaasappelschilreepjes toe aan de braadpan. Aan de kook brengen; zet het vuur lager om het te laten sudderen. Voeg mosselen, mosselen en vis toe; schep voorzichtig om de vis met saus te bedekken. Pas de hitte indien nodig aan om het geheel te laten sudderen. Dek af en laat 3-5 minuten sudderen tot de mosselen en de mosselen opengaan en de vis in stukjes valt als u deze met een vork proeft. Schep het in platte kommen om te serveren. Bestrooi eventueel met meer oregano.

KLASSIEKE GARNALENCEVICHE

VOORBEREIDING: 20 minuten koken: 2 minuten afkoelen: 1 uur staan: 30 minuten voorbereiding: 3-4 porties

DIT LATIJNS-AMERIKAANSE GERECHT IS GEWELDIGSMAAK EN TEXTUUR. KROKANTE KOMKOMMER EN BLEEKSELDERIJ, ROMIGE AVOCADO, HETE EN PITTIGE JALAPEÑOS EN HEERLIJK ZOETE GARNALEN WORDEN GEMENGD MET LIMOENSAP EN OLIJFOLIE. BIJ TRADITIONELE CEVICHE 'KOOKT' HET ZUUR IN HET LIMOENSAP DE GARNALEN, MAAR EEN SNELLE ONDERDOMPELING IN KOKEND WATER ZAL DE SMAAK OF TEXTUUR VAN DE GARNALEN NIET AANTASTEN.

1 pond verse of bevroren middelgrote garnalen, gepeld en ontdaan van de darmen, staarten verwijderd

½ komkommer, geschild, klokhuis verwijderd en in stukjes gesneden

1 kopje gehakte selderij

½ kleine rode ui fijngesneden

1-2 jalapeños, zonder zaadjes en fijngehakt (zie hint)

½ kopje vers limoensap

2 Roma-tomaten, in blokjes gesneden

1 avocado, gehalveerd, ontpit, geschild en in blokjes gesneden

¼ kopje gehakte verse koriander

3 eetlepels olijfolie

½ theelepel zwarte peper

1. Ontdooi de garnalen als ze bevroren zijn. Pel de garnalen en haal ze eruit; verwijder de staart. Garnalen spoelen; veeg af met een papieren handdoek.

2. Vul een grote pan voor de helft met water. Laten we het inkoken. Voeg garnalen toe aan kokend water. Kook onafgedekt gedurende 1-2 minuten, of totdat de garnalen

ondoorzichtig worden; kanaal. Laat de garnalen onder koud water lopen en laat ze opnieuw uitlekken. Kubus garnalen.

3. Meng de garnalen, komkommer, selderij, ui, jalapeño en limoensap in een grote, niet-reactieve kom. Dek af en zet 1 uur in de koelkast, roer één of twee keer.

4. Roer de tomaten, avocado, koriander, olijfolie en zwarte peper erdoor. Dek af en laat 30 minuten bij kamertemperatuur staan. Roer voorzichtig voordat u het serveert.

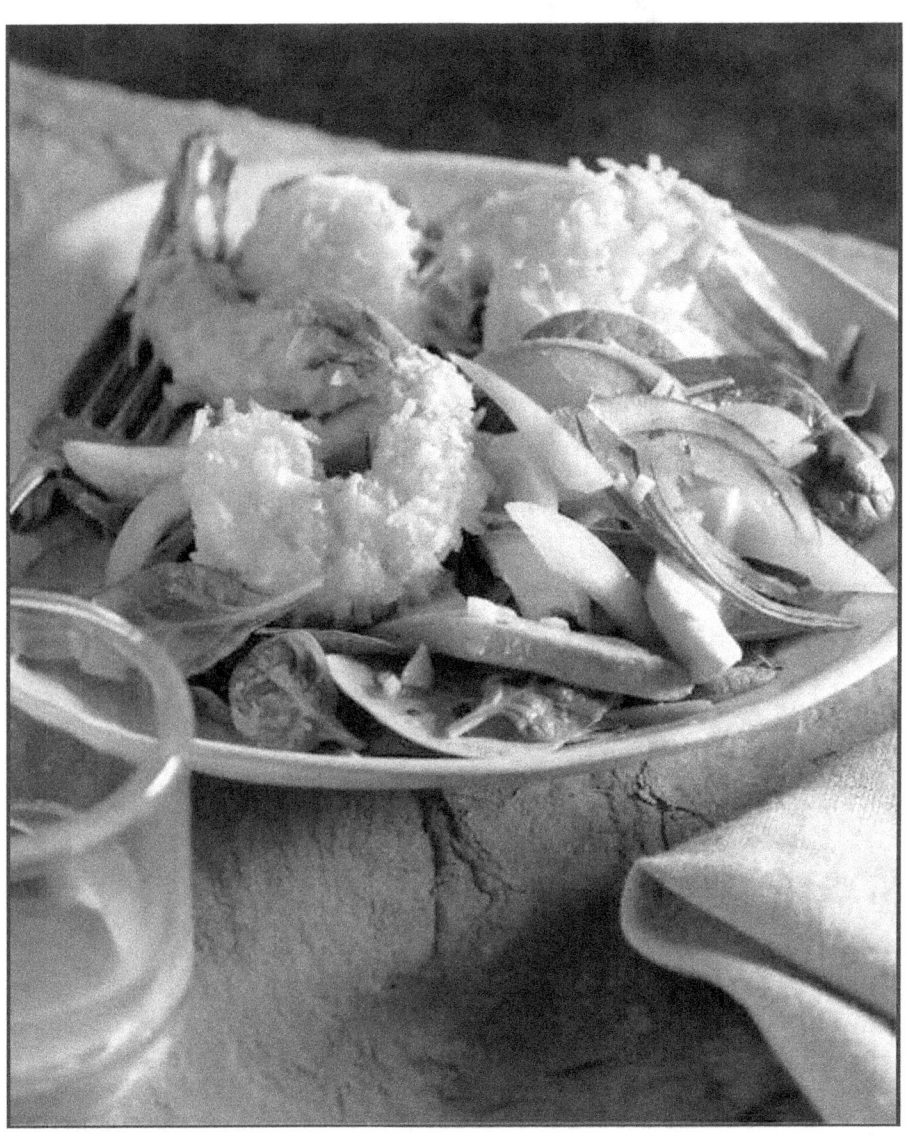

SALADE VAN KOKOSGARNALEN EN SPINAZIE

VOORBEREIDING: 25 minuten bakken: 8 minuten voorbereiding: 4 porties<u>AFBEELDING</u>

TE KOOP VERVAARDIGDE BLIKJES GESPOTEN OLIJFOLIEHET KAN GRAANALCOHOL, LECITHINE EN DRIJFGASSEN BEVATTEN - GEEN GEWELDIGE COMBINATIE ALS JE SCHOON, ECHT VOEDSEL PROBEERT TE ETEN EN GRANEN, ONGEZONDE VETTEN, PEULVRUCHTEN EN ZUIVELPRODUCTEN WILT VERMIJDEN. DE OLIEZUIVERAAR GEBRUIKT ALLEEN LUCHT OM DE OLIE IN EEN FIJNE NEVEL TE VERANDEREN – PERFECT VOOR HET LICHTJES COATEN VAN GARNALEN MET KOKOSNOOTKORST VOORDAT ZE WORDEN GEBAKKEN.

- 1½ pond verse of bevroren extra grote garnalen in de schaal
- Misto spuitfles gevuld met extra vergine olijfolie
- 2 eieren
- ¾ kopje ongezoete vlokken of geraspte kokosnoot
- ¾ kopje amandelmeel
- ½ kopje avocado-olie of olijfolie
- 3 eetlepels vers citroensap
- 2 eetlepels vers limoensap
- 2 kleine teentjes knoflook, gehakt
- ⅛-¼ theelepel gemalen rode peper
- 8 kopjes verse babyspinazie
- 1 middelgrote avocado, gehalveerd, ontpit, geschild en in dunne plakjes gesneden
- 1 kleine oranje of gele paprika in dunne reepjes gesneden
- ½ kopje gehakte rode ui

1. Ontdooi de garnalen als ze bevroren zijn. Pel de garnalen en verwijder het darmkanaal, maar laat de staarten intact. Garnalen spoelen; veeg af met een papieren handdoek.

Verwarm de oven voor op 450 ° F. Bekleed een grote bakplaat met aluminiumfolie; bestrijk de folie licht met olie die uit de Misto-fles is gespoten; opzij zetten, negeren.

2. Klop de eieren met een vork in een ondiepe schaal. Meng in een andere ondiepe kom de kokosnoot en de amandelen. Dompel de garnalen in het ei en bedek ze. Dompel het kokosmengsel onder en druk op de schil (laat de staart onbedekt). Leg de garnalen in een enkele laag op de voorbereide bakplaat. Bestrijk de bovenkant van de garnalen met de olie die uit de Misto-fles is gespoten.

3. Bak gedurende 8-10 minuten of tot de garnalen ondoorzichtig zijn en de coating lichtbruin is.

4. Meng ondertussen voor de dressing de avocado-olie, citroensap, limoensap, knoflook en gehakte rode peper in een klein potje met schroefdop. Sluit en schud goed.

5. Verdeel voor de salades de spinazie over vier kommen. Leg hierop de avocado, paprika, rode ui en garnalen. Besprenkel met dressing en serveer onmiddellijk.

CEVICHE VAN TROPISCHE GARNALEN EN SINT-JAKOBSSCHELP

VOORBEREIDING:20 minuten marineren: 30-60 minuten: 4-6 porties

KOUDE EN LICHTE CEVICHE IS EEN GEWELDIG GERECHTVOOR EEN WARME ZOMERAVOND. MET MELOEN, MANGO, SERRANO CHILI, VENKEL EN MANGO-LIMOEN SLADRESSING (ZIE<u>RECEPT</u>), DIT IS ZOET EN WARM VERGELEKEN MET HET ORIGINEEL.

- 1 pond verse of bevroren mosselen
- 1 pond verse of bevroren grote garnalen
- 2 kopjes in blokjes gesneden honingmeloen
- 2 middelgrote mango's, ontpit, geschild en gehakt (ongeveer 2 kopjes)
- 1 krop venkel, bijgesneden, in vieren gesneden, klokhuis verwijderd en in dunne plakjes gesneden
- 1 middelgrote rode paprika, gehakt (ongeveer ¾ kopje)
- 1-2 serranopepers, zonder zaadjes en naar wens in dunne plakjes gesneden (zie<u>hint</u>)
- ½ kopje licht verpakte verse koriander, gehakt
- 1 recept voor mango-limoensaladedressing (zie<u>recept</u>)

1. Ontdooi sint-jakobsschelpen en garnalen als ze bevroren zijn. Snijd de coquilles horizontaal doormidden. Pel de garnalen, snijd ze in stukken en snijd ze horizontaal doormidden. Spoel de mosselen en garnalen; veeg af met een papieren handdoek. Vul een grote pan voor driekwart met water. Laten we het inkoken. Voeg garnalen en mosselen toe; kook 3-4 minuten of tot garnalen en sint-jakobsschelpen ondoorzichtig zijn; giet af en spoel af met koud water om snel af te koelen. Laat goed uitlekken en zet opzij.

2. Meng in een extra grote kom de meloen, mango, venkel, paprika, serranochili en koriander. Voeg mango-limoensaladedressing toe; gooi voorzichtig om te coaten. Roer voorzichtig de gekookte garnalen en sint-jakobsschelpen erdoor. Laat het 30-60 minuten in de koelkast marineren voordat u het serveert.

JAMAICAANSE GEBAKKEN GARNALEN MET AVOCADO-OLIE

VAN BEGIN TOT EIND: Bereidingstijd 20 minuten: 4 porties

IN TOTAAL 20 MINUTEN OM AAN TAFEL TE KOMEN, DIT GERECHT GEEFT JE NOG EEN DWINGENDE REDEN OM THUIS GEZOND TE ETEN, ZELFS OP DE ZWAARSTE NACHTEN.

1 pond verse of bevroren middelgrote garnalen
1 kopje gehakte gepelde mango (1 medium)
⅓ kopje dun gesneden rode ui, in plakjes gesneden
¼ kopje gehakte verse koriander
1 eetlepel vers limoensap
2-3 eetlepels Jamaican Jerk-kruiden (zie recept)
1 eetlepel extra vergine olijfolie
2 eetlepels avocado-olie

1. Ontdooi de garnalen als ze bevroren zijn. Combineer mango, ui, koriander en limoensap in een middelgrote kom.

2. Pel de garnalen. Garnalen spoelen; veeg af met een papieren handdoek. Doe de garnalen in een middelgrote kom. Bestrooi met Jamaican Jerk Seasoning; gooi om alle kanten van de garnalen te bedekken.

3. Verhit olijfolie in een grote pan met antiaanbaklaag op middelhoog vuur. Garnalen toevoegen; kook en roer ongeveer 4 minuten of tot het ondoorzichtig is. Besprenkel de garnalen met avocado-olie en serveer met het mangomengsel.

GARNALENSCAMPI MET GESLONKEN SPINAZIE EN RADICCHIO

VOORBEREIDING: 15 minuten koken: 8 minuten: 3 porties

"SCAMPI" VERWIJST NAAR EEN KLASSIEK RESTAURANTGERECHTGROTE GARNALEN GEBAKKEN OF GEBAKKEN IN BOTER, MET VEEL KNOFLOOK EN CITROEN. DEZE PITTIGE OLIJFOLIEVERSIE IS PALEO-GOEDGEKEURD EN GEEFT EEN SNELLE UITBARSTING VAN RADICCHIO EN SPINAZIE EEN VOEDINGSBOOST.

1 pond verse of bevroren grote garnalen
4 eetlepels extra vergine olijfolie
6 teentjes knoflook, gehakt
½ theelepel zwarte peper
¼ kopje droge witte wijn
½ kopje gehakte verse peterselie
½ kop radicchio, zonder zaadjes en in dunne plakjes gesneden
½ theelepel gemalen rode peper
9 kopjes babyspinazie
Schijfjes citroen

1. Ontdooi de garnalen als ze bevroren zijn. Pel de garnalen en verwijder het darmkanaal, maar laat de staarten intact. Verhit 2 eetlepels olijfolie in een grote koekenpan op middelhoog vuur. Voeg garnalen, 4 fijngehakte teentjes knoflook en zwarte peper toe. Kook en roer ongeveer 3 minuten of tot de garnalen ondoorzichtig worden. Doe het garnalenmengsel in een kom.

2. Voeg witte wijn toe aan de pan. Kook, roer en maak de gebruinde knoflook los op de bodem van de pan. Giet wijn

over garnalen; gooi het samen. Roer de peterselie erdoor. Dek losjes af met folie om warm te blijven; opzij zetten, negeren.

3. Voeg de resterende 2 eetlepels olijfolie, de resterende 2 teentjes knoflook, radicchio en gemalen rode peper toe aan de pan. Kook en roer op middelhoog vuur gedurende 3 minuten of tot de radicchio net begint te verwelken. Roer voorzichtig de spinazie erdoor; kook en roer nog 1-2 minuten of tot de spinazie net geslonken is.

4. Verdeel het spinaziemengsel over drie borden; top met garnalenmengsel. Serveer met partjes citroen om over de garnalen en groenten uit te knijpen.

KRABSALADE MET AVOCADO, GRAPEFRUIT EN JICAMA

VAN BEGIN TOT EIND: 30 minuten voorbereiding: 4 porties

JUMBO-KLOMP- OF RUGVINKRABVLEES IS HET BESTE VOOR DEZE SALADE. JUMBOKRABVLEES BESTAAT UIT GROTE STUKKEN DIE GESCHIKT ZIJN VOOR SALADES. BACKFIN IS EEN MENGSEL VAN GEBROKEN STUKJES KRABVLEES VAN HET KRABLICHAAM EN KLEINERE STUKJES KRABVLEES VAN HET KRABLICHAAM. HOEWEL KLEINER DAN DE GROTE KRAB, WERKT DE RUGVIN PERFECT. VERS IS NATUURLIJK HET LEKKERST, MAAR ONTDOOIDE DIEPGEVROREN KRAB IS EEN GOEDE KEUZE.

6 kopjes babyspinazie
½ middelgrote jicama, geschild en gehakt*
2 roze of robijnrode grapefruits, geschild, zonder zaadjes en in plakjes**
2 kleine avocado's in tweeën gesneden
1 pond klomp of rugvinkrabvlees
Basilicum-grapefruitdressing (zie recept rechts)

1. Verdeel de spinazie over vier kommen. Werk af met jicama, plakjes grapefruit en opgehoopt sap, avocado en krabvlees. Besprenkel met basilicum-grapefruitdressing.

Basilicum-Grapefruitdressing: Meng ⅓ kopje extra vergine olijfolie in een pot met een schroefdeksel; ¼ kopje vers grapefruitsap; 2 eetlepels vers sinaasappelsap; ½ kleine sjalot, gehakt; 2 eetlepels fijngehakte verse basilicum; ¼ theelepel gemalen rode peper; en ¼ theelepel zwarte peper. Sluit en schud goed.

*Tip: Gebruik een julienneschiller om de jicama snel in dunne reepjes te snijden.

**Tip: Om de grapefruit te snijden, snijdt u een plakje van het steeluiteinde en de onderkant van de vrucht. Plaats hem verticaal op een werktafel. Snijd het fruit in secties van boven naar beneden, volg de ronde vorm van het fruit en verwijder de schil in reepjes. Houd het fruit boven een kom en gebruik een mes om het midden van het fruit aan de zijkant van elke sectie in te snijden, zodat het zaad vrijkomt. Doe de plakjes in een kom met de sappen die zich verzamelen. Gooi het zaad weg.

CAJUN-KREEFTENSTAART KOKEN MET DRAGON-AIOLI

VOORBEREIDING: 20 minuten koken: 30 minuten: 4 porties AFBEELDING

VOOR EEN ROMANTISCH DINER VOOR TWEE, DIT RECEPT KAN GEMAKKELIJK IN TWEEËN WORDEN GESNEDEN. GEBRUIK EEN ZEER SCHERPE KEUKENSCHAAR OM DE SCHAAL VAN DE KREEFTENSTAART AF TE SNIJDEN EN TOEGANG TE KRIJGEN TOT HET SMAAKVOLLE VLEES.

2 recepten voor Cajun-kruiden (zie recept)

12 teentjes knoflook, gepeld en gehalveerd

2 citroenen in tweeën gesneden

2 grote wortels, geschild

2 stengels bleekselderij, geschild

2 venkelknollen, in dunne plakjes gesneden

1 kilo hele champignons

4 7-8 oz Maine-kreeftenstaarten

4 x 8 inch bamboe spiesjes

½ kopje Paleo Aïoli (knoflookmayo) (zie recept)

¼ kopje Dijon-mosterd (zie recept)

2 eetlepels gehakte verse dragon of peterselie

1. Combineer 6 kopjes water, Cajun-kruiden, knoflook en citroen in een pot van 8 liter. Aan de kook brengen; kook gedurende 5 minuten. Zet het vuur lager om de vloeistof aan de kook te houden.

2. Snijd de wortel en de bleekselderij kruislings in vier delen. Voeg de wortels, selderij en venkel toe aan de vloeistof. Dek af en kook gedurende 10 minuten. Voeg champignons

toe; dek af en kook gedurende 5 minuten. Doe de groenten in een kom met een schuimspaan; houd het warm.

3. Begin bij de staart van elke kreeft en schuif een spies tussen het vlees en de schaal, bijna helemaal tot aan de staart. (Dit voorkomt dat de staart buigt tijdens het koken.) Zet het vuur lager. Kook de kreeftenstaarten in de nauwelijks kokende vloeistof in een pan gedurende 8 tot 12 minuten, of tot de schaal helderrood is en het vlees zacht is als je er met een vork in prikt. Haal de kreeft uit het kookvocht. Houd de kreeftenstaart vast met een theedoek, verwijder de spiesjes en gooi ze weg.

4. Meng Paleo Aïoli, Dijon-mosterd en dragon in een kleine kom. Serveer met kreeft en groenten.

GEBAKKEN MOSSELEN MET SAFFRAAN AÏOLI

VAN BEGIN TOT EIND: 1¼ UUR VOOR: 4 PORTIES

DIT IS DE KLASSIEKE FRANSE VERSIE VAN PALEOGESERVEERD MET DUNNE EN KNAPPERIGE FRIETJES VAN WITTE AARDAPPELEN EN MOSSELEN GEKOOKT IN WITTE WIJN EN KRUIDEN. GOOI ALLE MOSSELEN WEG DIE NIET SLUITEN VÓÓR HET KOKEN, EN ALLE MOSSELEN DIE NA HET KOKEN NIET OPENGAAN.

PASTINAAK FRIETJES
- 1½ pond pastinaak, geschild en in juliennereepjes van 3 x ¼ inch gesneden
- 3 eetlepels olijfolie
- 2 teentjes knoflook, gehakt
- ¼ theelepel zwarte peper
- ⅛ theelepel cayennepeper

SAFFRAAN AÏOLI
- ⅓ kopje Paleo Aïoli (knoflookmayo) (zie recept)
- ⅛ theelepel saffraan, fijngemalen

EEN SCHELP
- 4 eetlepels olijfolie
- ½ kopje fijngehakte sjalotjes
- 6 teentjes knoflook, gehakt
- ¼ theelepel zwarte peper
- 3 kopjes droge witte wijn
- 3 grote takjes platte peterselie
- 4 kilo mosselen, schoongemaakt en schoongemaakt*
- ¼ kopje gehakte verse Italiaanse (platte) peterselie
- 2 eetlepels gehakte verse dragon (optioneel)

1. Verwarm voor de pastinaakfrietjes de oven voor op 200°C. Week de gesneden pastinaken in voldoende koud water om ze 30 minuten in de koelkast te laten rusten; filter en droog met keukenpapier.

2. Bekleed een grote bakplaat met bakpapier. Doe de pastinaak in een extra grote kom. Meng in een kleine kom 3 eetlepels olijfolie, 2 teentjes gehakte knoflook, ¼ theelepel zwarte peper en cayennepeper; Sprenkel de pastinaak erover en schep om. Leg de pastinaak in een gelijkmatige laag in de voorbereide pan. Bak gedurende 30-35 minuten of tot ze zacht zijn en bruin beginnen te worden, af en toe roeren.

3. Meng voor de aïoli Paleo Aïoli en saffraan in een kleine kom. Dek af en zet in de koelkast tot het serveren.

4. Verhit ondertussen 4 eetlepels olijfolie in een pot van 6-8 liter of in een Nederlandse oven op middelhoog vuur. Voeg sjalotten, 6 teentjes knoflook en ¼ theelepel zwarte peper toe; kook ongeveer 2 minuten of tot ze zacht en verwelkt zijn, vaak roerend.

5. Voeg wijn en peterselie toe aan de pot; laten we het koken. Voeg de mosselen toe, roer een paar keer. Dek het goed af en laat 3-5 minuten sudderen, of tot de schaal opengaat, terwijl je twee keer zachtjes roert. Gooi ongeopende schelpen weg.

6. Gebruik een grote pollepel om de mosselen over te brengen naar ondiepe soepkommen. Verwijder de takjes peterselie uit het kookvocht en gooi deze weg; Schep wat van het kookvocht op de sandwiches. Bestrooi met gehakte

peterselie en eventueel dragon. Serveer direct met pastinaakfrietjes en saffraanaioli.

*Tip: Kook de mosselen op de dag van aankoop. Als u in het wild gevangen mosselen gebruikt, laat ze dan 20 minuten in een kom met koud water weken, zodat gruis en zand worden weggespoeld. (Voor op de boerderij gekweekte mosselen is dit niet nodig.) Schrob de mosselen één voor één met een harde borstel onder koud stromend water. Sint-jakobsschelp ongeveer 10-15 minuten voor het koken. Een baard is een kleine groep vezels die uit de schaal tevoorschijn komen. Om de baard te verwijderen, pakt u het touwtje tussen uw duim en wijsvinger en trekt u het richting de polsband. (Deze methode doodt de mossel niet.) Je kunt ook een tang of vistang gebruiken. Zorg ervoor dat de schelpen van elke mossel goed gesloten zijn. Als er een schaal open is, tikt u zachtjes op de tafel. Gooi schelpen weg die niet binnen een paar minuten sluiten. Gooi schelpdieren met gebarsten of beschadigde schelpen weg.

GEBAKKEN SINT-JAKOBSSCHELPEN MET WORTELSMAAK

VAN BEGIN TOT EIND:30 minuten voorbereiding: 4 portiesAFBEELDING

VOOR DE PRACHTIGE GOUDEN KORST, ZORG ERVOOR DAT HET OPPERVLAK VAN DE SINT-JAKOBSSCHELPEN ECHT DROOG IS (EN DAT DE PAN LEKKER HEET IS) VOORDAT JE ZE IN DE PAN DOET. LAAT DE SINT-JAKOBSSCHELPEN 2-3 MINUTEN DICHTSCHROEIEN ZONDER ZE TE STOREN EN CONTROLEER ZE ZORGVULDIG VOORDAT JE ZE OMDRAAIT.

- 1 pond verse of bevroren mosselen, drooggedept met keukenpapier
- 3 middelgrote bieten, geschild en gehakt
- ½ Granny Smith-appel, geschild en in stukjes gesneden
- 2 jalapeños met stengels, zonder zaadjes en fijngehakt (ziehint)
- ¼ kopje gehakte verse koriander
- 2 eetlepels gehakte rode ui
- 4 eetlepels olijfolie
- 2 eetlepels vers limoensap
- witte peper

1. Ontdooi sint-jakobsschelpen als ze bevroren zijn.

2. Om de bieten blij te maken, combineer de bieten, appel, jalapeño, koriander, ui, 2 eetlepels olijfolie en limoensap in een middelgrote kom. Goed mengen. Zet apart terwijl je de sint-jakobsschelpen klaarmaakt.

3. Spoel de schaal af; veeg af met een papieren handdoek. Verhit de resterende 2 eetlepels olijfolie in een grote koekenpan op middelhoog vuur. Voeg mosselen toe; bak 4-6 minuten of tot de buitenkant goudbruin en nauwelijks

doorzichtig is. Bestrooi de coquilles lichtjes met witte peper.

4. Verdeel de wortelsaus gelijkmatig over de borden; top met coquilles. Serveer onmiddellijk.

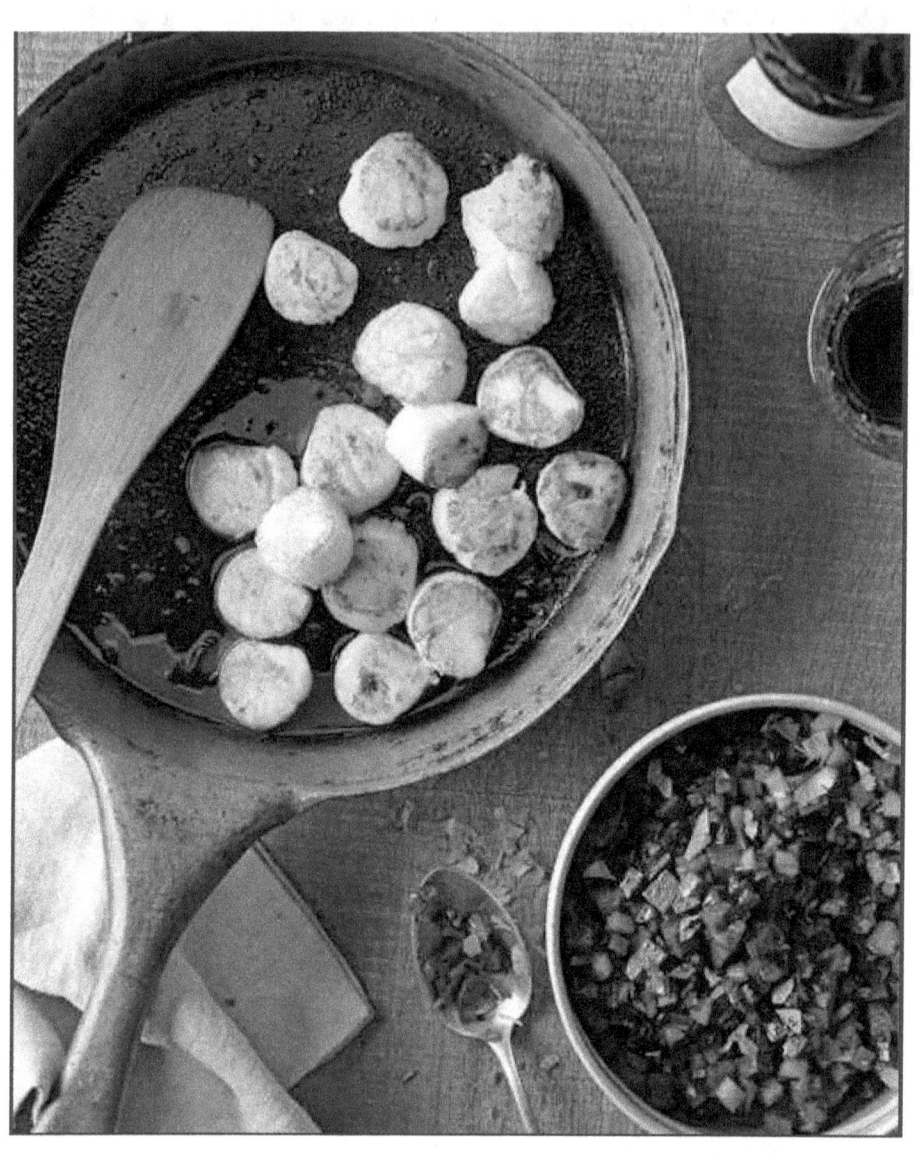

GEGRILDE COQUILLES MET SALSA VAN KOMKOMMER EN DILLE

VOORBEREIDING:35 minuten afkoelen: 1-24 uur grillen: 9 minuten: 4 porties

HIER IS EEN TIP VOOR HET MAKEN VAN DE PERFECTE AVOCADO:KOOP ZE ALS ZE HELDERGROEN EN HARD ZIJN EN LAAT ZE EEN PAAR DAGEN OP HET AANRECHT RIJPEN, TOTDAT ZE NAUWELIJKS MEER MEEGEVEN ALS JE ER LICHTJES MET JE VINGERS OP DRUKT. ALS ZE HARD EN ONRIJP ZIJN, WORDEN ZE BIJ LEVERING VAN DE MARKT NIET GEPLET.

- 12 of 16 verse of bevroren mosselen (1¼ tot 1¾ pond totaal)
- ¼ kopje olijfolie
- 4 teentjes knoflook, gehakt
- 1 theelepel versgemalen zwarte peper
- 2 middelgrote courgettes, bijgesneden en in de lengte gehalveerd
- ½ middelgrote komkommer, in de lengte gehalveerd en kruislings in dunne plakjes gesneden
- 1 middelgrote avocado, gehalveerd, ontpit, geschild en in stukjes gesneden
- 1 middelgrote tomaat, zonder klokhuis, zonder klokhuis en gehakt
- 2 theelepels gehakte verse munt
- 1 theelepel gehakte verse dille

1. Ontdooi sint-jakobsschelpen als ze bevroren zijn. Spoel de mosselen af met koud water; veeg af met een papieren handdoek. Meng 3 eetlepels olie, knoflook en ¾ theelepel peper in een grote kom. Voeg mosselen toe; gooi voorzichtig om te coaten. Dek af en laat minimaal 1 uur of maximaal 24 uur in de koelkast staan, af en toe roeren.

2. Bestrijk de helft van de courgette met de resterende 1 eetlepel olie; strooi gelijkmatig over de resterende ¼ theelepel peper.

3. Giet de Sint-Jakobsschelpen af, gooi de marinade weg. Steek twee spiesen van 30 tot 30 cm door elke Sint-Jakobsschelp, gebruik 3 of 4 schelpen voor elk paar spiesjes en laat een opening van ½ inch tussen de schelpen. * (Door de Sint-Jakobsschelpen aan twee spiesjes te rijgen, blijven ze stabiel tijdens het grillen en omdraaien..)

4. Voor een houtskoolgrill of gasgrill plaats je de kabobs en courgettehelften rechtstreeks op het grillrooster op middelhoog vuur.** Dek af en kook tot de sint-jakobsschelpen ondoorzichtig zijn en de courgette zacht is, draai ze half om tijdens het grillen. Wacht 6-8 minuten voor de sint-jakobsschelpen en 9-11 minuten voor de courgette.

5. Meng ondertussen voor de salsa de komkommer, avocado, tomaten, munt en dille in een middelgrote kom. Meng voorzichtig om te combineren. Leg op elk van de vier borden 1 Sint-jakobsschelp. Snijd de helft van de courgette diagonaal kruislings door en doe deze bij de mosselen op de borden. Giet het komkommermengsel gelijkmatig over de sandwiches.

*Tip: Als u een spies gebruikt, laat deze dan 30 minuten in voldoende water weken voordat u hem gebruikt.

**Om te bakken: Bereid zoals beschreven in stap 3. Plaats de sint-jakobsschelpen en courgettehelften op een onverwarmd grillrooster. Laat 4-5 centimeter van het vuur sudderen tot de sint-jakobsschelpen ondoorzichtig zijn en de courgette net gaar is. Draai ze halverwege het koken om. Wacht 6-8 minuten voor de coquilles en 10-12 minuten voor de courgette.

GEBAKKEN MOSSELEN MET TOMATEN, OLIJFOLIE EN KRUIDENSAUS

VOORBEREIDING:20 minuten koken: 4 minuten: 4 porties

DE SAUS LIJKT BIJNA OP EEN WARME VINAIGRETTE.MENG OLIJFOLIE, GEHAKTE VERSE TOMATEN, CITROENSAP EN KRUIDEN EN VERWARM HEEL ZACHTJES – NET GENOEG OM DE SMAKEN TE MENGEN – EN SERVEER MET AANGEBRADEN SINT-JAKOBSSCHELPEN EN EEN FRISSE ZONNEBLOEMPITSALADE.

SINT-JAKOBSSCHELPEN EN SAUS

1 tot 1,5 pond grote verse of bevroren mosselen (ongeveer 12)

2 grote Roma-tomaten, geschild,* zonder klokhuis en in stukjes gesneden

½ kopje olijfolie

2 eetlepels vers citroensap

2 eetlepels gehakte verse basilicum

1-2 theelepels fijngehakte bieslook

1 eetlepel olijfolie

SALADE

4 kopjes zonnebloempitten

1 citroen in plakjes gesneden

Extra vergine olijfolie

1. Ontdooi sint-jakobsschelpen als ze bevroren zijn. Spoel de schaal af; droog Het. Je legt het opzij, je negeert het.

2. Meng voor de saus de tomaten, ½ kopje olijfolie, citroensap, basilicum en bieslook in een kleine pan; opzij zetten, negeren.

3. Verhit 1 eetlepel olijfolie in een grote koekenpan op middelhoog vuur. Voeg mosselen toe; kook 4-5 minuten of tot ze bruin en ondoorzichtig zijn, draai halverwege het koken.

4. Doe de spruitjes in een kom voor de salade. Knijp citroenringen uit over de spruitjes en sprenkel er een beetje olijfolie over. Gooi het samen.

5. Verwarm de saus op laag vuur tot hij heet is; kook niet. Schep voor het serveren een deel van de saus in het midden van het bord; top met 3 sint-jakobsschelpen. Serveer met de spruitensalade.

*Tip: Om tomaten gemakkelijk te pellen, plaatst u ze in een pan met kokend water gedurende 30 seconden tot 1 minuut of totdat de schil begint te barsten. Haal de tomaten uit het kokende water en dompel ze onmiddellijk in een kom met ijswater om het kookproces te stoppen. Wanneer de tomaten koel genoeg zijn om te hanteren, kunt u ze schillen.

BLOEMKOOL GEROOSTERD IN KOMIJN MET VENKEL EN ZILVERUITJES

VOORBEREIDING: 15 minuten koken: 25 minuten: 4 porties<u>AFBEELDING</u>

ER IS IETS BIJZONDER FASCINERENDSOVER DE COMBINATIE VAN GEROOSTERDE BLOEMKOOL EN DE GEROOSTERDE, AARDSE SMAAK VAN KOMIJN. DIT GERECHT HEEFT EEN EXTRA ZOETHEIDSFACTOR VAN DE GEDROOGDE BESSEN. ALS JE WILT, KUN JE IN STAP 2 WAT WARMTE TOEVOEGEN MET ¼ TOT ½ THEELEPEL GEMALEN RODE PEPER EN KOMIJN EN KRENTEN.

- 3 eetlepels ongeraffineerde kokosolie
- 1 bloemkool met middelgrote kop, in bloemkool gesneden (4-5 kopjes)
- 2 venkelkoppen, grof gesneden
- 1½ kopjes bevroren zilveruitjes, ontdooid en uitgelekt
- ¼ kopje gedroogde bessen
- 2 theelepels gemalen komijn
- Gehakte verse dille (optioneel)

1. Verhit de kokosolie in een extra grote pan op middelhoog vuur. Voeg de bloemkool, venkel en zilveruitjes toe. Dek af en kook gedurende 15 minuten, af en toe roerend.

2. Zet het vuur middelhoog. Voeg krenten en komijn toe aan de pan; kook, onafgedekt, ongeveer 10 minuten of tot de bloemkool en venkel zacht en goudbruin zijn. Garneer eventueel met dille.

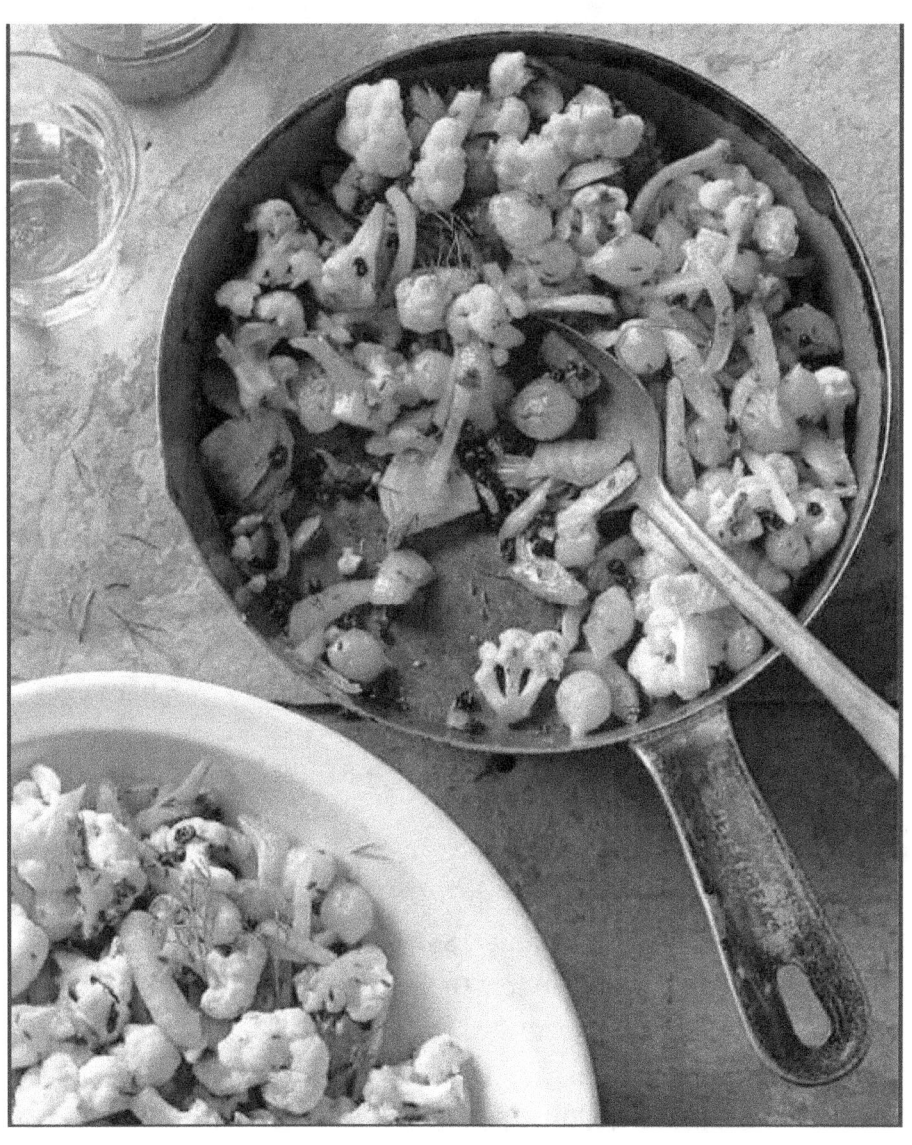

DIKKE TOMATEN-AUBERGINESAUS MET SPAGHETTI-POMPOEN

VOORBEREIDING:30 minuten bakken: 50 minuten afkoelen: 10 minuten koken: 10 minuten voorbereiding: 4 porties

DIT SAPPIGE BIJGERECHT IS GEMAKKELIJK OM TE DRAAIENVOOR HET HOOFDGERECHT. VOEG ONGEVEER 1 POND GEKOOKT RUNDERGEHAKT OF BIZONS TOE AAN HET AUBERGINE-TOMAATMENGSEL NADAT U HET LICHTJES HEBT GEPUREERD MET EEN AARDAPPELSTAMPER.

- 1 spaghettipompoen van 2-2,5 kilo
- 2 eetlepels olijfolie
- 1 kopje gehakte, gepelde aubergine
- ¾ kopje gehakte ui
- 1 kleine rode paprika, gehakt (½ kopje)
- 4 teentjes knoflook, gehakt
- 4 middelrijpe rode tomaten, geschild en grof gehakt zoals gewenst (ongeveer 2 kopjes)
- ½ kopje gescheurde verse basilicum

1. Verwarm de oven voor op 375 ° F. Bekleed een kleine bakplaat met bakpapier. Snij de spaghettipompoen kruislings doormidden. Gebruik een grote lepel om alle zaden en vezels eruit te schrapen. Plaats de pompoenhelften met de snijkant naar beneden op de voorbereide bakplaat. Bak onafgedekt 50-60 minuten of tot de pompoen zacht is. Laat ongeveer 10 minuten afkoelen op een rooster.

2. Verhit ondertussen olijfolie in een grote pan op middelhoog vuur. Voeg ui, aubergine en peper toe; kook 5-7 minuten of tot de groenten gaar zijn, af en toe roeren. Voeg

knoflook toe; kook en roer nog eens 30 seconden. Tomaten toevoegen; kook 3-5 minuten of tot de tomaten zacht zijn, af en toe roeren. Pureer het mengsel lichtjes met een aardappelstamper. Roer de helft van de basilicum erdoor. Dek af en kook gedurende 2 minuten.

3. Gebruik een pannenlap of handdoek om de pompoen vast te houden. Schraap de pompoenpulp met een vork in een middelgrote kom. Verdeel de pompoen in vier kommen. Bestrijk gelijkmatig met saus. Bestrooi met de overgebleven basilicum.

GEVULDE PORTOBELLO-CHAMPIGNONS

VOORBEREIDING:35 minuten bakken: 20 minuten koken: 7 minuten voorbereiding: 4 porties

VOOR DE MEEST VERSE PORTOBELLO'S,ZOEK NAAR PADDENSTOELEN WAARVAN DE STENGEL NOG INTACT IS. DE KIEUWEN MOETEN VOCHTIG MAAR NIET NAT OF ZWART ZIJN EN GOED GESCHEIDEN ZIJN. OM CHAMPIGNONS TE BEREIDEN, DROOGT U ZE AF MET EEN LICHT VOCHTIGE PAPIEREN HANDDOEK. LAAT DE PADDENSTOEL NOOIT ONDER WATER LOPEN EN LAAT HEM NIET IN WATER WEKEN; HIJ WORDT DAN ZEER ABSORBEREND, ZACHT EN WATERIG.

- 4 grote portobello-champignons (ongeveer 1 pond totaal)
- ¼ kopje olijfolie
- 1 eetlepel kruidenpoeder (zie recept)
- 2 eetlepels olijfolie
- ½ kopje gehakte sjalotjes
- 1 eetlepel gehakte knoflook
- 1 pond snijbiet, gesteeld en gehakt (ongeveer 10 kopjes)
- 2 theelepels mediterrane kruiden (zie recept)
- ½ kopje gehakte radijsjes

1. Verwarm de oven voor op 400 ° F. Verwijder de stengels van de champignons en bewaar deze voor stap 2. Schraap de kieuwen van de hoedjes met de punt van een lepel; gooi de kieuwen weg. Plaats de champignondoppen in een rechthoekige ovenschaal van 3 liter; bestrijk beide zijden van de champignons met ¼ kopje olijfolie. Draai de hoed van de champignon zo dat de stengelzijde naar boven ligt; bestrooi met de gerookte kruiden. Bedek de bakplaat met

aluminiumfolie. Bak afgedekt ongeveer 20 minuten of tot ze zacht zijn.

2. Snijd ondertussen de steel van de achtergehouden champignons in kleine stukjes; opzij zetten, negeren. Om de snijbiet te maken, verwijdert u de dikke reepjes van de bladeren en gooit u deze weg. Snijd de aardappelbladeren grof.

3. Verhit 2 eetlepels olijfolie in een extra grote koekenpan op middelhoog vuur. Voeg sjalotten en knoflook toe; kook en roer gedurende 30 seconden. Voeg de fijngehakte champignonstengels, gehakte snijbiet en mediterrane kruiden toe. Kook onafgedekt gedurende 6-8 minuten, of tot de houtskool gaar is, af en toe roerend.

4. Verdeel het aardappelmengsel tussen de champignonhoedjes. Giet de resterende vloeistof in de pan over de gevulde champignons. Beleg met gesneden radijsjes.

GEROOSTERDE RADICCHIO

VOORBEREIDING: 20 minuten koken: 15 minuten: 4 porties

RADICCHIO WORDT HET MEEST GEGETEN ALS ONDERDEEL VAN EEN SALADE VOOR EEN MOOIE BITTERHEID TUSSEN DE GROENTEMIX, MAAR KAN OOK ZO GEBAKKEN OF GEGRILD WORDEN. RADICCHIO HEEFT EEN BEETJE INHERENTE BITTERHEID, MAAR JE WILT NIET DAT HET OVERWELDIGEND WORDT. ZOEK NAAR KLEINERE HOOFDEN MET BLADEREN DIE FRIS EN KNAPPERIG ZIJN, NIET VERWELKT. HET AFGESNEDEN UITEINDE MAG LICHTBRUIN ZIJN, MAAR MOET GROTENDEELS WIT ZIJN. IN DIT RECEPT VOEGT EEN SCHEUTJE BALSAMICOAZIJN EEN VLEUGJE ZOETHEID TOE VOORDAT HET WORDT GESERVEERD.

2 grote koppen radicchio
¼ kopje olijfolie
1 theelepel mediterrane kruiden (zie recept)
¼ kopje balsamicoazijn

1. Verwarm de oven voor op 400 ° F. Snijd de radicchio in vieren en laat een paar zaadjes achter (er moeten 8 partjes overblijven). Bestrijk de gesneden kant van de radicchio-plakjes met olijfolie. Plaats de wiggen met de snijkant naar beneden op de bakplaat; bestrooi met mediterrane kruiden.

2. Bak ca. 30 minuten. Bak gedurende 15 minuten of tot de radicchio geslonken is; draai halverwege de bereiding een keer om. Schik de radicchio op een bord. Besprenkel met balsamicoazijn; serveer onmiddellijk.

GEROOSTERDE VENKEL MET SINAASAPPELVINAIGRETTE

VOORBEREIDING:25 minuten bakken: 25 minuten voorbereiding: 4 porties

BEWAAR DE RESTERENDE VINAIGRETTE VOOR TOPPINGSGESERVEERD MET SALADE - OF GEGRILD VARKENSVLEES, GEVOGELTE OF VIS. BEWAAR DE OVERGEBLEVEN VINAIGRETTE IN EEN GOED AFGESLOTEN BAKJE IN DE KOELKAST GEDURENDE MAXIMAAL 3 DAGEN.

- 6 eetlepels extra vergine olijfolie, plus meer voor het bestrijken
- 1 grote venkelknol, schoongemaakt, klokhuis verwijderd en in plakjes gesneden (laat eventueel blaadjes achter voor garnering)
- 1 rode ui, in ringen gesneden
- ½ sinaasappel, in dunne plakjes gesneden
- ½ kopje sinaasappelsap
- 2 eetlepels witte wijnazijn of champagneazijn
- 2 eetlepels appelsap
- 1 theelepel gemalen venkelzaad
- 1 theelepel fijn geraspte sinaasappelschil
- ½ theelepel Dijonmosterd (zie recept)
- Zwarte peper

1. Verwarm de oven voor op 425 ° F. Vet een grote bakplaat licht in met olijfolie. Verdeel de venkel-, ui- en sinaasappelplakken op de bakplaat; sprenkel er 2 el olijfolie over. Schep de groenten voorzichtig om zodat ze bedekt zijn met de olie.

2. Rooster de groenten gedurende 25-30 minuten, of tot de groenten zacht en licht goudbruin zijn. Draai ze halverwege om.

3. Meng ondertussen, om de sinaasappelvinaigrette te maken, het sinaasappelsap, de azijn, de cider, het venkelzaad, de sinaasappelschil, de Dijon-mosterd en de peper naar smaak in een blender. Terwijl de blender draait, voeg je langzaam de resterende 4 eetlepels olijfolie toe in een dun straaltje. Blijf mixen tot de vinaigrette dikker wordt.

4. Doe de groenten op een bord. Druppel een beetje van de vinaigrette over de groenten. Garneer indien gewenst met achtergehouden venkelblaadjes.

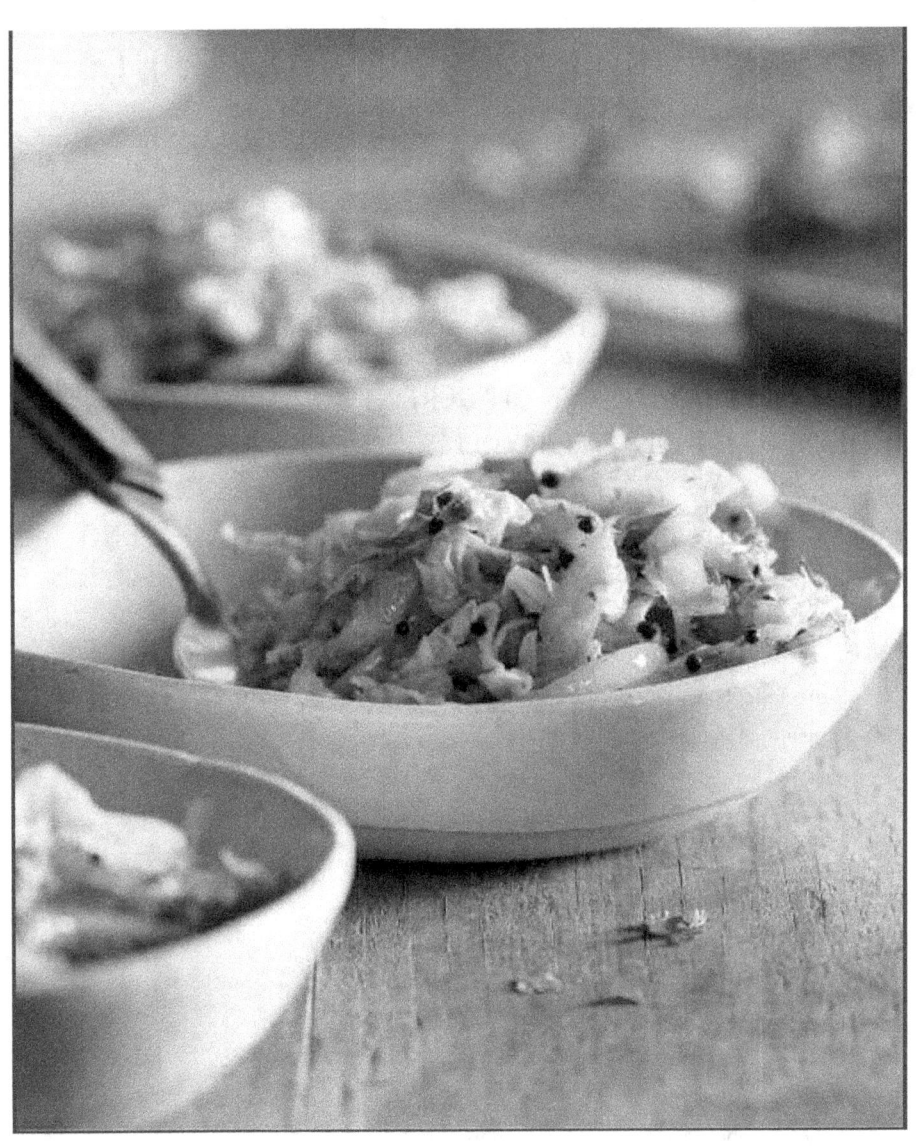

SAVOOIKOOL IN PUNJABI-STIJL

VOORBEREIDING:20 minuten koken: 25 minuten: 4 portiesAFBEELDING

HET IS VERBAZINGWEKKEND WAT ER GEBEURTMILD VAN SMAAK, GEKOOKT MET GEMBER, KNOFLOOK, CHILI EN INDIASE KRUIDEN VOOR EENVOUDIGE KOOL. GEROOSTERDE MOSTERD, KORIANDER EN KOMIJNZAAD VOEGEN SMAAK EN KNAPPERIGHEID TOE AAN DIT GERECHT. WAARSCHUWING: HET IS HEET! DE VOGELSNAVELCHILI IS KLEIN MAAR ZEER KRACHTIG - EN HET GERECHT BEVAT OOK JALAPEÑOS. ALS JE MINDER WARMTE WILT, GEBRUIK DAN GEWOON JALAPENO.

- 1 2-inch schep verse gember, geschild en in plakjes van ½ inch gesneden
- 5 teentjes knoflook
- 1 grote jalapeñostengel, zonder zaadjes en gehalveerd (zie hint)
- 2 theelepels ongezouten garam masala
- 1 theelepel gemalen kurkuma
- ½ kopje kippenbottenbouillon (zie recept) of zoutvrije kippensoep
- 3 eetlepels geraffineerde kokosolie
- 1 eetlepel zwarte mosterdzaadjes
- 1 theelepel korianderzaad
- 1 theelepel komijnzaad
- 1 hele vogelsnavel chili (chile de arbol) (zie hint)
- 1 kaneelstokje van 3 inch
- 2 kopjes dun gesneden gele uien (ongeveer 2 middelgrote)
- 12 kopjes dun gesneden groenten (ongeveer 1½ pond)
- ½ kopje gehakte verse koriander (optioneel)

1. Combineer gember, knoflook, jalapeño, garam masala, kurkuma en ¼ kopje kippenbottenbouillon in een keukenmachine of blender. Bedek en verwerk of meng tot een gladde massa; opzij zetten, negeren.

2. Combineer kokosolie, mosterdzaad, korianderzaad, komijnzaad, chilipeper en kaneelstokje in een extra grote pan. Kook op middelhoog vuur en schud de pan regelmatig, gedurende 2 tot 3 minuten, of totdat het kaneelstokje opengaat. (Wees voorzichtig: de mosterdzaadjes zullen tijdens het koken knappen en spetteren.) Voeg de ui toe; kook en roer gedurende 5-6 minuten of tot de ui lichtbruin is. Voeg het gembermengsel toe. Kook gedurende 6-8 minuten of tot het mengsel mooi gekaramelliseerd is, terwijl u regelmatig roert.

3. Voeg de resterende kool en kippenbouillon toe; Meng goed. Dek af en kook ongeveer 15 minuten of tot de kool gaar is, tweemaal roerend. Ontdek de pan. Kook en roer gedurende 6-7 minuten, of tot de kool lichtbruin is en de overtollige kippenbottenbouillon is verdampt.

4. Verwijder het kaneelstokje en de chili en gooi deze weg. Bestrooi indien gewenst met koriander.

POMPOEN GEBAKKEN IN KANEEL

VOORBEREIDING:20 minuten bakken: 30 minuten: 4-6 porties

EEN SNUFJE CAYENNEPEPERHET VOEGT NET EEN BEETJE WARMTE TOE AAN DEZE ZOETE GEBAKKEN POMPOENNUGGETS. MAKKELIJK OVER TE SLAAN ALS JE WILT. SERVEER DEZE EENVOUDIGE KANT MET GEROOSTERD VARKENSVLEES OF VARKENSLENDE.

- 1 flespompoen (ongeveer 2 pond), geschild, gezaaid en in blokjes van ¾ inch gesneden
- 2 eetlepels olijfolie
- ½ theelepel gemalen kaneel
- ¼ theelepel zwarte peper
- ⅛ theelepel cayennepeper

1. Verwarm de oven voor op 400 ° F. Meng de pompoen in een grote kom met de olijfolie, kaneel, zwarte peper en cayennepeper. Bekleed een grote bakplaat met bakpapier. Verdeel de pompoen in een enkele laag op de bakplaat.

2. Roer een of twee keer en bak 30-35 minuten, of tot de pompoen gaar is en de randen bruin zijn.

GEGRILDE ASPERGES MET EEN GEPOCHEERD EI EN PECANNOTEN

VAN BEGIN TOT EIND: 15 minuten: 4 porties

DIT IS EEN KLASSIEKE OVERNAMEEEN FRANS GROENTEGERECHT GENAAMD ASPASMIMOSA - ZO GENOEMD OMDAT DE GROENE, WITTE EN GELE KLEUR VAN HET AFGEWERKTE GERECHT LIJKT OP DE GELIJKNAMIGE BLOEM.

1 kilo verse asperges, gehakt
5 eetlepels geroosterde knoflookvinaigrette (zie recept)
1 hardgekookt ei, gepeld
3 eetlepels gehakte, geroosterde pecannoten (zie hint)
Vers gemalen zwarte peper

1. Plaats het ovenrek 10 cm van het verwarmingselement; Verwarm de grill voor op de hoogste stand.

2. Verdeel de asperges op een bakplaat. Besprenkel met 2 eetlepels geroosterde knoflookvinaigrette. Gebruik je handen om de asperges door de vinaigrette te scheppen. Kook gedurende 3-5 minuten of tot de blaren gaar zijn, waarbij u de asperges elke minuut omdraait. Overbrengen naar schijf.

3. Snijd het ei doormidden; Duw het ei door een zeef op de asperges. (Je kunt het ei ook raspen door de grote gaten in de rasp.) Meng de asperges en het ei met de resterende 3 eetlepels geroosterde knoflookvinaigrette. Bestrooi de bovenkant met pecannoten en bestrooi met peper.

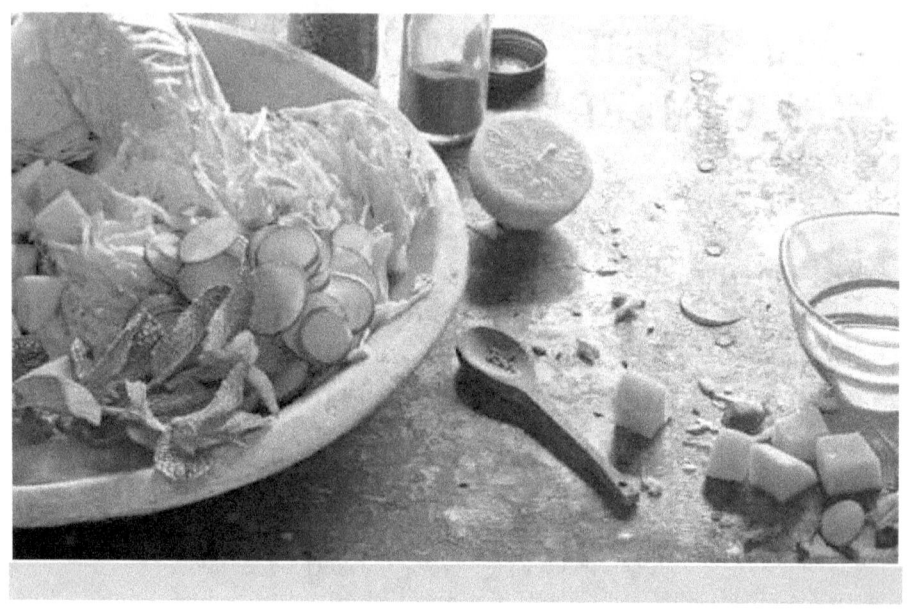

KROKANTE KOOLSALADE MET RADIJSJES, MANGO EN MUNT

VAN BEGIN TOT EIND:Bereidingstijd 20 minuten: 6 porties<u>AFBEELDING</u>

3 eetlepels vers citroensap
¼ theelepel cayennepeper
¼ theelepel gemalen komijn
¼ kopje olijfolie
4 kopjes geraspte kool
1½ kopjes zeer dunne radijsjes
1 kopje in blokjes gesneden rijpe mango
½ kopje gehakte sjalotjes
⅓ kopje gehakte verse munt

1. Meng citroensap, cayennepeper en gemalen komijn in een grote kom voor de dressing. Meng de olijfolie er in een dun straaltje door tot het schuimt.

2. Voeg de kool, radijsjes, mango, ui en munt toe aan de dressing in een kom. Roer goed om te combineren.

GEROOSTERDE KOOL MET KOMIJN EN CITROEN

VOORBEREIDING: 10 minuten bakken: 30 minuten: 4-6 porties

3 eetlepels olijfolie
1 middelgrote kool, in blokjes gesneden van 1 inch dik
2 theelepels Dijon-mosterd (zie recept)
1 theelepel fijn geraspte citroenschil
¼ theelepel zwarte peper
1 theelepel komijnzaad
Schijfjes citroen

1. Verwarm de oven voor op 400 ° F. Vet een grote bakplaat in met 1 eetlepel olijfolie. Schik koolringen op bakplaat; opzij zetten, negeren.

2. Meng in een kleine kom de resterende 2 eetlepels olijfolie, Dijon-mosterd en citroenschil. Bestrijk de koolringen over de bakplaat en zorg ervoor dat de mosterd en de citroenschil gelijkmatig verdeeld zijn. Bestrooi met peper en komijnzaad.

3. Bak gedurende 30-35 minuten of tot de kool zacht en goudbruin is. Serveer met partjes citroen om over de kool uit te knijpen.

GEROOSTERDE KOOL MET SINAASAPPEL-BALSAMICODRESSING

VOORBEREIDING: 15 minuten bakken: 30 minuten: 4 porties

3 eetlepels olijfolie
1 kleine koolkop, zonder klokhuis en in 8 plakjes gesneden
½ theelepel zwarte peper
⅓ kopje balsamicoazijn
2 theelepels fijn geraspte sinaasappelschil

1. Verwarm de oven voor op 450 ° F. Vet een grote bakplaat in met 1 eetlepel olijfolie. Schik de plakjes kool op de bakplaat. Bestrijk de kool met de resterende 2 eetlepels olijfolie en bestrooi met peper.

2. Bak de kool gedurende 15 minuten. Draai de koolplakken om; ca. Bak nog eens 15 minuten, of tot de kool gaar is en de randen goudbruin zijn.

3. Meng balsamicoazijn en sinaasappelschil in een kleine pan. Breng op middelhoog vuur aan de kook; afnemen. Laat het ongeveer 4 minuten onafgedekt sudderen, of tot het tot de helft is ingekookt. Sprenkel over gebakken koolplakken; serveer onmiddellijk.

GESTOOMDE KOOL MET ROMIGE DILLESAUS EN GEROOSTERDE WALNOTEN

VOORBEREIDING: 20 minuten koken: 40 minuten: 6 porties

3 eetlepels olijfolie
1 sjalot, fijngehakt
1 kleine krop boerenkool, in 6 plakjes gesneden
½ theelepel zwarte peper
1 kopje kippenbottenbouillon (zie recept) of zoutvrije kippensoep
¾ kopje cashewroom (zie recept)
4 theelepels fijn geraspte citroenschil
4 theelepels gehakte verse dille
1 eetlepel fijngehakte sjalotjes
¼ kopje gehakte walnoten, geroosterd (zie hint)

1. Verhit de olijfolie in een extra grote pan op middelhoog vuur. Voeg uien toe; kook gedurende 2-3 minuten of tot ze zacht en lichtbruin zijn. Leg de koolschijfjes in de pan. Bak onafgedekt gedurende 10 minuten, of tot beide kanten lichtbruin zijn, en keer halverwege het koken één keer om. Bestrooi met peper.

2. Voeg de kippenbouillon toe aan de pan. Aan de kook brengen; vermindert koorts. Dek af en laat 25-30 minuten sudderen, of tot de kool zacht is.

3. Meng ondertussen de cashewroom, citroenschil, dille en ui in een kleine kom voor de romige dillesaus.

4. Leg de koolplakken op serveerschalen om te serveren; roer met pannensappen. Bestrijk met dillesaus en bestrooi met geroosterde walnoten.

GESTOOMDE GROENE KOOL MET GEROOSTERDE SESAMZAADJES

VOORBEREIDING:20 minuten koken: 19 minuten: 4 porties

2 eetlepels sesamzaadjes
2 eetlepels geraffineerde kokosolie
1 middelgrote rode ui, in dunne plakjes gesneden
1 middelgrote tomaat, gehakt
1 eetlepel gehakte verse gember
3 teentjes knoflook, gehakt
¼ theelepel gemalen rode peper
½ 3-3½ kilo boerenkool, zonder zaadjes en in zeer dunne plakjes gesneden

1. Rooster de sesamzaadjes in een zeer grote, droge koekenpan op middelhoog vuur gedurende 3-4 minuten, of tot ze goudbruin zijn, terwijl je bijna voortdurend roert. Breng de zaden over naar een kleine kom en laat ze volledig afkoelen. Breng de zaden over naar een schone kruiden- of koffiemolen; drang om grof te malen. Zet de gemalen sesamzaadjes opzij.

2. Verhit ondertussen in dezelfde extra grote koekenpan de kokosolie op middelhoog vuur. Voeg uien toe; kook ongeveer 2 minuten of tot ze net gaar zijn. Roer de tomaten, gember, knoflook en gehakte rode peper erdoor. Kook en roer nog 2 minuten.

3. Voeg de gesneden kool toe aan het tomatenmengsel in de pan. Gooi met een tang om te combineren. Kook gedurende 12-14 minuten of tot de kool zacht is en net bruin begint te worden, af en toe roerend. Voeg gemalen sesamzaadjes toe; Meng goed. Serveer onmiddellijk.

GEROOKTE BABYRUG MET APPEL-MOSTERDSAUS

DRANKJE:1 uur wachten: 15 minuten roken: 4 uur koken: 20 minuten voorbereiding: 4 portiesAFBEELDING

RIJKE SMAAK EN VLEZIGE TEXTUURGEROOKTE RIBBEN PASSEN GOED BIJ IETS KOELS EN KNAPPERIGS. BIJNA ELK STUKJE VENKEL IS VOLDOENDE, MAAR HET SCHIJFJE VENKEL (ZIERECEPTEN OP DE FOTOHIER), IS BIJZONDER GOED.

STUK

- 8-10 stukjes appel- of hickoryhout
- 3-3½ pond babyvarkenslende
- ¼ kopje gerookte kruiden (zierecept)

SAUS

- 1 middelgrote appel, geschild, klokhuis verwijderd en in dunne plakjes gesneden
- ¼ kopje gehakte ui
- ¼ kopje water
- ¼ kopje appelazijn
- 2 eetlepels Dijonmosterd (zierecept)
- 2-3 eetlepels water

1. Week de stukken hout minimaal 1 uur voor het roken in voldoende water zodat ze onder water staan. Giet af voor gebruik. Verwijder zichtbaar vet van de ribben. Verwijder indien nodig het dunne membraan van de achterkant van de ribben. Leg de ribben in een grote, ondiepe pan. Bestrooi gelijkmatig met rokerige kruiden; wrijf het in met je vingers. Laat 15 minuten bij kamertemperatuur staan.

2. Plaats de voorverwarmde kolen, lege stukken hout en het waterreservoir in de roker volgens de instructies van de

fabrikant. Giet water in de pan. Plaats de ribben met de botkant naar beneden boven een pan met water op de grill. (Of plaats de ribben in een rek; plaats het rek op de grill.) Dek af en rook gedurende 2 uur. Handhaaf tijdens de rookperiode een temperatuur van ongeveer 225°F in de roker. Voeg indien nodig extra houtskool en water toe om de temperatuur en vochtigheid op peil te houden.

3. Meng ondertussen voor de dweilsaus de appelschijfjes, de ui en ¼ kopje water in een kleine pan. Aan de kook brengen; vermindert koorts. Dek af en laat 10-12 minuten sudderen, of tot de appelschijfjes heel zacht zijn, af en toe roeren. Iets afkoelen; Doe de ongeschilde appels en uien in een keukenmachine of blender. Dek af en verwerk of mix tot een gladde massa. Doe de puree terug in de pan. Roer de azijn en Dijon-mosterd erdoor. Kook op middelhoog vuur gedurende 5 minuten, af en toe roeren. Voeg 2-3 eetlepels water toe (of meer indien nodig) om de vinaigrette als een saus te maken. Verdeel de saus in drieën.

4. Bestrooi de ribben na 2 uur rijkelijk met een derde van de dweilsaus. Dek af en rook nog 1 uur. Bestrijk het opnieuw met een derde van de dweilsaus. Wikkel elke ribbe in zware folie en breng de ribben terug naar de roker, indien nodig in laagjes. Dek af en rook nog 1-1,5 uur of tot de ribben gaar zijn.*

5. Raap de ribben op en bestrijk ze met het resterende derde deel van de dweilsaus. Maak bij het serveren een spleet tussen de botten.

*Tip: Om de gaarheid van de ribben te testen, verwijdert u voorzichtig de aluminiumfolie van één bord ribben. Gebruik een tang om de ribbenplaat in het bovenste kwart van de plaat op te pakken. Draai de ribben om zodat de vleeskant naar beneden wijst. Als de ribben zacht zijn, valt het bord uit elkaar als je het oppakt. Als de ribben nog niet gaar zijn, wikkel ze dan opnieuw in aluminiumfolie en rook de ribben totdat ze gaar zijn.

GEBAKKEN BBQ COUNTRY STYLE VARKENSRIBBETJES MET VERSE ANANAS

VOORBEREIDING: 20 minuten koken: 8 minuten bakken: 1 uur 15 minuten voorbereiding: 4 porties

DE VARKENSRIBBETJES IN LANDELIJKE STIJL ZIJN VLEZIG, HET IS GOEDKOOP, EN ALS JE HET GOED BEHANDELT, ZOALS KOKEN OP EEN LAGE TEMPERATUUR OF LANGZAAM KOKEN IN BARBECUESAUS, IS HET SMELTEND ZACHT.

2 kilo boerenribbetjes zonder been
¼ theelepel zwarte peper
1 eetlepel geraffineerde kokosolie
½ kopje vers sinaasappelsap
1½ kopje barbecuesaus (zie recept)
3 kopjes geraspte groene en/of rode kool
1 kopje geraspte wortel
2 kopjes fijngehakte ananas
⅓ kopje Heldere Citrusvinaigrette (zie recept)
BBQ-saus (zie recept) (optioneel)

1. Verwarm de oven voor op 350 ° F. Bestrooi het varkensvlees met peper. Verhit de kokosolie in een extra grote koekenpan op middelhoog vuur. Voeg varkensvlees toe; kook gedurende 8-10 minuten of tot ze bruin en gelijkmatig bruin zijn. Plaats de ribben in een vierkante ovenschaal van 3 liter.

2. Voeg sinaasappelsap toe aan de saus in de pan en roer om eventuele gebruinde stukjes weg te schrapen. Roer 1½ kopje barbecuesaus erdoor. Giet de saus over de ribben.

Draai de ribben zodat ze bedekt zijn met de saus (gebruik indien nodig een deegborstel om de ribben met de saus te bestrijken). Dek de bakplaat goed af met aluminiumfolie.

3. Bak de ribben gedurende 1 uur. Verwijder de aluminiumfolie en bestrijk de ribben met saus van de bakplaat. Bak nog ongeveer 15 minuten, of tot de ribben zacht en bruin zijn en de saus iets is ingedikt.

4. Meng ondertussen voor de ananassalade de kool, wortels, ananas en Bright Citrus Vinaigrette. Dek af en zet in de koelkast tot het serveren.

5. Serveer de spareribs met slaw en eventueel extra BBQ-saus.

PITTIGE VARKENSGOULASH

VOORBEREIDING: 20 minuten koken: 40 minuten: 6 porties

ZE SERVEREN DEZE HONGAARSE STOOFPOT OP EEN BEDJE VAN KNAPPERIGE, NAUWELIJKS VERWELKTE KOOL VOOR EEN EENGANGENMAALTIJD. VERMAAL DE KOMIJNZAADJES IN EEN VIJZEL ALS JE DIE HEBT. ZO NIET, DRUK ZE DAN ONDER DE BREDE KANT VAN HET KOKSMES DOOR MET JE VUIST ZACHTJES OP HET MES TE DRUKKEN.

GOULASH

- 1½ pond varkensvlees
- 2 kopjes gehakte rode, oranje en/of gele paprika
- ¾ kopje fijngehakte rode ui
- 1 kleine verse rode chilipeper, zonder zaadjes en fijngehakt (zie hint)
- 4 theelepels dampende kruiden (zie recept)
- 1 theelepel komijn, gemalen
- ¼ theelepel gemalen marjolein of oregano
- 1 blikje van 14 ounce ongezouten, in blokjes gesneden tomaten, ongedraineerd
- 2 eetlepels rode wijnazijn
- 1 eetlepel fijn geraspte citroenschil
- ⅓ kopje gehakte verse peterselie

KOOL

- 2 eetlepels olijfolie
- 1 middelgrote ui, in plakjes gesneden
- 1 kleine krop groene of rode kool, zonder klokhuis en in dunne plakjes gesneden

1. Kook voor de goulash het varkensvlees, de paprika en de ui in een grote Nederlandse oven op middelhoog vuur gedurende 8-10 minuten, of tot het varkensvlees niet meer roze is en de groenten knapperig zijn, roer met een houten lepel . vlees te breken. Giet het vet af. Zet het vuur

laag; voeg rode pepers, gerookte kruiden, komijnzaad en marjolein toe. Dek af en kook gedurende 10 minuten. Voeg de uitgelekte tomaten en azijn toe. Aan de kook brengen; vermindert koorts. Laat afgedekt 20 minuten sudderen.

2. Verhit ondertussen olie voor de kool in een extra grote pan op middelhoog vuur. Voeg de ui toe en kook tot hij zacht is, ongeveer 2 minuten. Kool toevoegen; Meng het. Zet het vuur laag. Kook ongeveer 8 minuten of tot de kool gaar is, af en toe roeren.

3. Doe bij het serveren een deel van het koolmengsel op een bord. Verdeel de gouden bijl erover en bestrooi met citroenschil en peterselie.

MARINARA ITALIAANSE WORST GEHAKTBALLETJES MET GESNEDEN VENKEL EN UI

VOORBEREIDING:30 minuten bakken: 30 minuten koken: 40 minuten voorbereiding: 4-6 porties

DIT RECEPT IS EEN ZELDZAAM VOORBEELDEEN INGEBLIKT PRODUCT DAT NET ZO GOED – ZO NIET BETER – WERKT DAN – DE VERSE VERSIE. TENZIJ JE HEEL, HEEL RIJPE TOMATEN HEBT, ZULLEN VERSE TOMATEN NIET ZO'N GOEDE SAUS MAKEN ALS TOMATEN UIT BLIK. ZORG ERVOOR DAT JE EEN ZOUTVRIJ PRODUCT GEBRUIKT, EN NOG BETER, BIOLOGISCH.

GEHAKTBALLETJES

- 2 grote eieren
- ½ kopje amandelmeel
- 8 teentjes knoflook, gehakt
- 6 eetlepels droge witte wijn
- 1 eetlepel paprikapoeder
- 2 theelepels zwarte peper
- 1 theelepel venkelzaad, licht geplet
- 1 theelepel gedroogde oregano, geplet
- 1 theelepel gedroogde tijm, geplet
- ¼-½ theelepel cayennepeper
- 1½ pond varkensvlees

NAAR MARINA

- 2 eetlepels olijfolie
- 2 blikjes van 15 ounce ongezouten geplette tomaten of een blikje van 28 ounce ongezouten geplette tomaten
- ½ kopje gehakte verse basilicum

3 middelgrote venkelknollen, gehalveerd, klokhuis verwijderd en in dunne plakjes gesneden

1 grote zoete ui, gehalveerd en in dunne plakjes gesneden

1. Verwarm de oven voor op 375 ° F. Bekleed een grote bakplaat met bakpapier; opzij zetten, negeren. Meng eieren, amandelmeel, 6 teentjes knoflook, 3 eetlepels wijn, paprika, 1½ theelepel zwarte peper, venkelzaad, oregano, tijm en cayennepeper in een grote kom. Voeg varkensvlees toe; Meng goed. Vorm varkensvlees in gehaktballetjes van 1½ inch (zou ongeveer 24 gehaktballetjes moeten maken); plaats in een enkele laag in de voorbereide pan. Bak ongeveer 30 minuten of tot ze lichtbruin zijn; draai ze tijdens het bakken één keer om.

2. Verhit ondertussen voor de Marinara-saus 1 eetlepel olijfolie in een Nederlandse oven van 4-6 liter. Voeg de resterende 2 teentjes gehakte knoflook toe; koken voor ca. 1 minuut of tot het net bruin begint te worden. Voeg snel de resterende 3 eetlepels wijn, de geplette tomaten en de basilicum toe. Aan de kook brengen; vermindert koorts. Laat 5 minuten onafgedekt sudderen. Rol de gekookte gehaktballetjes voorzichtig door de marinarasaus. Dek af en laat 25-30 minuten sudderen.

3. Verhit ondertussen de resterende 1 eetlepel olijfolie in een grote koekenpan op middelhoog vuur. Roer de gesneden venkel en ui erdoor. Kook gedurende 8-10 minuten of tot ze zacht en lichtbruin zijn, vaak roerend. Breng op smaak met de resterende ½ theelepel zwarte peper. Serveer de gehaktballetjes en de marinarasaus over de venkel-uienbouillon.

COURGETTEBOOTJES GEVULD MET VARKENSVLEES MET BASILICUM EN PIJNBOOMPITTEN

VOORBEREIDING: 20 minuten koken: 22 minuten bakken: 20 minuten voorbereiding: 4 porties

KINDEREN ZULLEN DOL ZIJN OP DIT LEUKE GERECHT UITGEHOLDE COURGETTE GEVULD MET VARKENSVLEES, TOMATEN EN PAPRIKA. MENG EVENTUEEL MET 3 EETLEPELS BASILICUMPESTO (ZIE RECEPT) IN PLAATS VAN VERSE BASILICUM, PETERSELIE EN PIJNBOOMPITTEN.

- 2 middelgrote courgettes
- 1 eetlepel extra vergine olijfolie
- 12 oz varkensvlees
- ¾ kopje gehakte ui
- 2 teentjes knoflook, gehakt
- 1 kopje gehakte tomaten
- ⅔ kopje fijngehakte gele of oranje paprika's
- 1 theelepel venkelzaad, licht geplet
- ½ theelepel gemalen rode pepervlokken
- ¼ kopje gehakte verse basilicum
- 3 eetlepels gehakte verse peterselie
- 2 eetlepels pijnboompitten, geroosterd (zie hint) en grof hakken
- 1 theelepel fijn geraspte citroenschil

1. Verwarm de oven voor op 350 ° F. Snijd de courgette in de lengte doormidden en schraap voorzichtig het midden eruit, zodat een schil van ¼ inch dik overblijft. Snijd de courgettepulp grof en zet opzij. Leg de courgettehelften met de snijkant naar boven op een bakplaat bekleed met aluminiumfolie.

2. Verhit voor de vulling de olijfolie in een grote koekenpan op middelhoog vuur. Voeg varkensvlees toe; kook tot het niet meer roze is en breek het vlees door te roeren met een houten lepel. Giet het vet af. Zet het vuur laag tot medium. Voeg gereserveerde courgettepulp, ui en knoflook toe; kook en roer ongeveer 8 minuten of tot de ui zacht is. Roer de tomaten, paprika, venkelzaad en gehakte rode paprika erdoor. Kook ongeveer 10 minuten of tot de tomaten zacht zijn en beginnen af te breken. Haal de pan van het vuur. Roer de basilicum, peterselie, pijnboompitten en citroenschil erdoor. Verdeel de vulling over de courgetteschillen en stapel ze lichtjes op. Bak gedurende 20-25 minuten of tot de schil van de courgette knapperig en zacht is.

CURRY-VARKENSVLEES EN ANANAS "PASTA"-KOMMEN MET KOKOSMELK EN KRUIDEN

VOORBEREIDING:30 minuten koken: 15 minuten bakken: 40 minuten voorbereiding: 4 porties<u>AFBEELDING</u>

- 1 grote spaghettipompoen
- 2 eetlepels geraffineerde kokosolie
- 1 kilo varkensgehakt
- 2 eetlepels fijngehakte sjalotjes
- 2 eetlepels vers limoensap
- 1 eetlepel gehakte verse gember
- 6 teentjes knoflook, gehakt
- 1 eetlepel gehakt citroengras
- 1 el ongezouten rode currypoeder op Thaise wijze
- 1 kopje gehakte rode paprika
- 1 kopje gehakte ui
- ½ kopje ingeblikte wortelen
- 1 baby paksoi, in plakjes (3 kopjes)
- 1 kop gesneden verse champignons
- 1 of 2 Thaise vogelchili in dunne plakjes gesneden (zie<u>hint</u>)
- 1 blikje natuurlijke kokosmelk van 13,5 ounce (zoals Nature's Way)
- ½ kopje kippenbottenbouillon (zie<u>recept</u>) of zoutvrije kippensoep
- ¼ kopje vers ananassap
- 3 eetlepels ongezouten, olievrije cashewboter
- 1 kopje in blokjes gesneden verse ananas
- Kalk boten
- Verse koriander, munt en/of Thaise basilicum
- Gehakte geroosterde cashewnoten

1. Verwarm de oven voor op 400 ° F. Spaghettipompoen in de magnetron gedurende 3 minuten op de hoogste stand. Snijd de pompoen voorzichtig in de lengte doormidden en schraap de zaden eruit. Wrijf 1 eetlepel kokosolie op de gesneden kant van de pompoen. Leg de pompoenhelften met de snijzijde naar beneden op een bakplaat. Bak gedurende 40-50 minuten of tot de pompoen gemakkelijk doorboord kan worden met een mes. Haal het vlees met de tanden van een vork uit de schaal en houd het warm tot het opdienen.

2. Meng ondertussen in een middelgrote kom varkensvlees, ui, limoensap, gember, knoflook, citroengras en kerriepoeder; Meng goed. Verhit de resterende 1 eetlepel kokosolie in een grote koekenpan op middelhoog vuur. Voeg varkensvleesmengsel toe; kook tot het niet meer roze is en breek het vlees door te roeren met een houten lepel. Voeg paprika, ui en wortel toe; kook en roer ongeveer 3 minuten of tot de groenten knapperig zijn. Roer paksoi, champignons, chili, kokosmelk, kippenbottenbouillon, ananassap en cashewboter erdoor. Aan de kook brengen; vermindert koorts. Ananas toevoegen; laat het onafgewerkt sudderen tot het gaar is.

3. Verdeel de spaghettipompoen in vier kommen om te serveren. Sprenkel het kerrievarkensvlees over de pompoen. Serveer met partjes limoen, kruiden en cashewnoten.

PITTIG GEGRILD VARKENSVLEES MET PITTIGE KOMKOMMERSALADE

VOORBEREIDING:30 minuten grillen: 10 minuten staan: 10 minuten Bereiding: 4 porties

DE KNAPPERIGE KOMKOMMERSALADEOP SMAAK GEBRACHT MET VERSE MUNT, HET IS EEN VERKOELENDE EN VERFRISSENDE TOEVOEGING AAN EEN PITTIGE VARKENSBURGER.

- ⅓ kopje olijfolie
- ¼ kopje gehakte verse munt
- 3 eetlepels witte wijnazijn
- 8 teentjes knoflook, gehakt
- ¼ theelepel zwarte peper
- 2 middelgrote komkommers, zeer dun gesneden
- 1 kleine ui in dunne plakjes gesneden (ongeveer ½ kopje)
- 1¼ tot 1½ pond varkensvlees
- ¼ kopje gehakte verse koriander
- 1-2 middelgrote verse jalapeño- of serrano-chilipepers, zonder zaadjes (indien nodig) en gehakt (zie hint)
- 2 middelgrote rode paprika's, zonder zaadjes en in vieren
- 2 theelepels olijfolie

1. Meng ⅓ kopje olijfolie, munt, azijn, 2 teentjes knoflook en zwarte peper in een grote kom. Voeg de gesneden komkommer en ui toe. Gooi tot het goed bedekt is. Dek af en zet in de koelkast tot het serveren, roer één of twee keer.

2. Meng het varkensvlees, de koriander, de chilipeper en de overige 6 teentjes knoflook in een grote kom. Vorm er vier ¾-inch dikke pasteitjes van. Bestrijk de paprikakwarten lichtjes met 2 theelepels olijfolie.

3. Voor een houtskoolgrill of gasgrill plaats je de koekjes en de paprikablokjes direct op middelhoog vuur. Dek af en gril totdat een direct afleesbare thermometer in de zijkant van de karbonades 160 ° F aangeeft en de paprikakwarten zacht en lichtbruin zijn. Draai de pasteitjes en paprikakwarten halverwege het grillen om. Wacht 10-12 minuten voor de scones en 8-10 minuten voor de paprikakwarten.

4. Wanneer de paprikakwarten klaar zijn, wikkel je ze in aluminiumfolie zodat ze volledig omsloten zijn. Laat ongeveer 10 minuten staan of tot het koel genoeg is om te hanteren. Haal voorzichtig het vel van de paprika af met een scherp mes. Snijd de paprika in de lengte in dunne plakjes.

5. Schep de komkommersalade om en schep gelijkmatig op vier grote borden. Leg varkensvlees op elk bord. Verdeel de plakjes rode paprika gelijkmatig over de scones.

COURGETTEBODEMPIZZA MET ZONGEDROOGDE TOMATENPESTO, PAPRIKA EN ITALIAANSE WORST

VOORBEREIDING:30 minuten koken: 15 minuten bakken: 30 minuten Bereiding: 4 porties

DIT IS EEN PIZZA MET MES EN VORK. ZORG ERVOOR DAT JE DE WORST EN DE PAPRIKA LICHTJES IN HET MET PESTO BEDEKTE DEEG DRUKT, ZODAT DE TOPPINGS GOED GENOEG HECHTEN OM DE PIZZA MOOI TE SNIJDEN.

- 2 eetlepels olijfolie
- 1 eetlepel fijngemalen amandelen
- 1 groot ei, lichtgeklopt
- ½ kopje amandelmeel
- 1 eetlepel gehakte verse oregano
- ¼ theelepel zwarte peper
- 3 teentjes knoflook, gehakt
- 3½ kopjes geraspte courgette (2 medium)
- Italiaanse worst (zie recept, onderstaand)
- 1 eetlepel extra vergine olijfolie
- 1 paprika (geel, rood of elk de helft), zonder zaadjes en in zeer dunne reepjes gesneden
- 1 kleine ui, in dunne plakjes gesneden
- Gedroogde tomatenpesto (zie recept, onderstaand)

1. Verwarm de oven voor op 425 ° F. Vet een pizzavorm van 30 cm in met 2 eetlepels olijfolie. Bestrooi met gemalen amandelen; opzij zetten, negeren.

2. Meng voor de korst de eieren, amandelmeel, oregano, zwarte peper en knoflook in een grote kom. Leg de

gehakte courgette in een schone handdoek of stuk kaasdoek. Goed inpakken

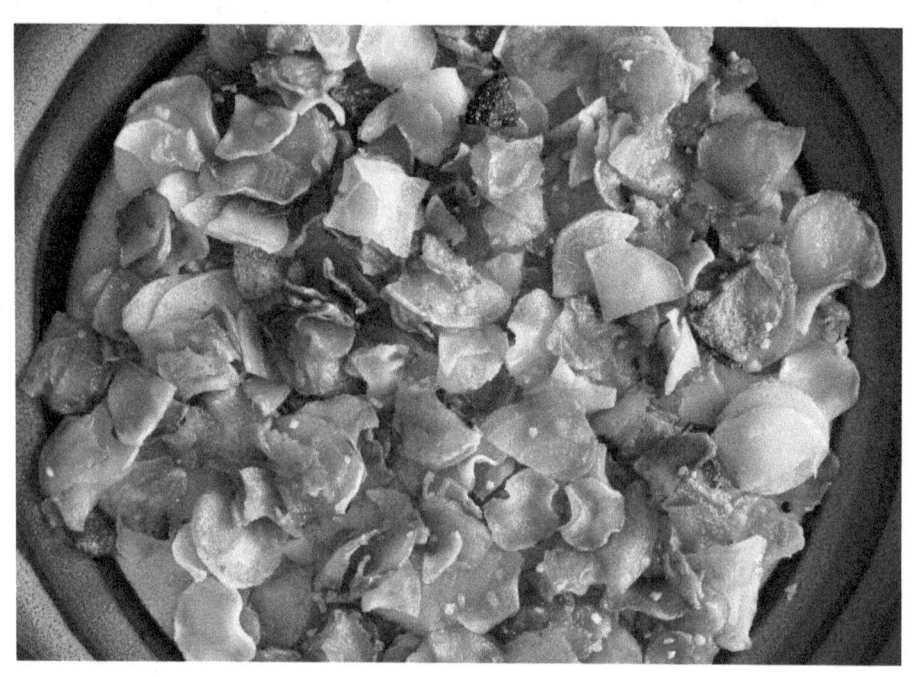

GEROOKTE CITROEN-KORIANDER LAMSBOUT MET GEGRILDE ASPERGES

DRANKJE:30 minuten voorbereiding: 20 minuten grillen: 45 minuten stand: 10 minuten voorbereiding: 6-8 porties

DIT IS DE BELICHAMING VAN EEN EENVOUDIG MAAR ELEGANT GERECHTTWEE INGREDIËNTEN DIE IN DE LENTE WORDEN GEPRODUCEERD: LAMSVLEES EN ASPERGES. HET ROOSTEREN VAN DE KORIANDERZAADJES GEEFT EEN WARME, AARDSE, LICHT KRUIDIGE SMAAK.

1 kopje hickoryhoutsnippers

2 eetlepels korianderzaad

2 eetlepels fijn geraspte citroenschil

1½ theelepel zwarte peper

2 eetlepels gehakte verse tijm

1 Lamsbout zonder bot van 2-3 kilo

2 bosjes verse asperges

1 eetlepel olijfolie

¼ theelepel zwarte peper

1 citroen in vieren gesneden

1. Week de hickorychips minstens 30 minuten voor het roken in een kom met voldoende water zodat ze onder water staan; opzij zetten, negeren. Rooster ondertussen de korianderzaadjes in een kleine pan op middelhoog vuur gedurende ongeveer 2 minuten, of tot ze geurig en knapperig zijn, vaak roerend. Verwijder de zaden uit de pan; laat het afkoelen. Zodra de zaden zijn afgekoeld, plet je ze grof met een vijzel (of plaats je de zaden op een snijplank en plet je ze met de achterkant van een houten lepel). Combineer gemalen korianderzaad, citroenschil,

1½ theelepel peper en tijm in een kleine kom; opzij zetten, negeren.

2. Verwijder eventueel het gaas van het lamsgebraad. Open de biefstuk op een werkblad, met de vetkant naar beneden. Strooi de helft van het kruidenmengsel over het vlees; wrijf het in met je vingers. Rol de steaks op en bind ze vast met vier tot zes stukken keukentouw van 100% katoen. Strooi de rest van het kruidenmengsel over de biefstuk en druk lichtjes aan om te sluiten.

3. Plaats bij het grillen op houtskool middelmatig hete kolen rond een lekbak. Probeer middelhoog vuur boven de pan. Strooi uitgelekte houtsnippers over de sintels. Leg de lamssteak op het grillrooster boven de lekbak. Dek af en rook gedurende 40-50 minuten op medium (145°F). (Voor gasgrill: verwarm de grill voor. Zet het vuur middelhoog. Stel in op indirect grillen. Rook zoals hierboven, behalve dat u uitgelekte houtsnippers toevoegt volgens de instructies van de fabrikant.) Bedek het braadstuk losjes met aluminiumfolie. Laat 10 minuten staan alvorens te snijden.

4. Snijd intussen de houtachtige uiteinden van de asperges. Meng de asperges in een grote kom met olijfolie en ¼ theelepel peper. Plaats de asperges rond de buitenranden van de grill, direct boven de kolen en loodrecht op de grillroosters. Dek af en bak 5-6 minuten tot ze knapperig zijn. Knijp de citroenringen uit over de asperges.

5. Verwijder het touwtje van de lamssteak en snijd het vlees in dunne plakjes. Het vlees wordt geserveerd met gegrilde asperges.

LAMSSTOOFPOT

VOORBEREIDING:30 minuten koken: 2 uur 40 minuten: 4 porties

VERWARM HET MET DEZE HARTIGE STOOFPOT OP EEN HERFST- OF WINTERNACHT. DE VISSTOOFPOT WORDT GESERVEERD OP EEN FLUWEELZACHTE KNOLSELDERIJ-PASTINAAKPUREE, OP SMAAK GEBRACHT MET DIJON-MOSTERD, CASHEWROOM EN BIESLOOK. LET OP: KELDERIEWORTEL WORDT OOK WEL SELDERIJ GENOEMD.

- 10 korrels zwarte peper
- 6 salieblaadjes
- 3 hele kruidnagels
- 2 reepjes sinaasappelschil van 2 inch
- 2 kilo lamsbout zonder been
- 3 eetlepels olijfolie
- 2 middelgrote uien, grof gehakt
- 1 blik van 14,5 ounce ongezouten tomatenblokjes, ongedraineerd
- 1½ kopje runderbottenbouillon (zie recept) of ongezouten rundvleessoep
- ¾ kopje droge witte wijn
- 3 grote teentjes knoflook, geplet en gepeld
- 2 pond knolselderijwortel, geschild en in blokjes van 1 inch gesneden
- 6 middelgrote pastinaken, geschild en in partjes van 1 inch gesneden (ongeveer 2 pond)
- 2 eetlepels olijfolie
- 2 eetlepels cashewroom (zie recept)
- 1 eetlepel Dijon-mosterd (zie recept)
- ¼ kopje gehakte bieslook

1. Snij een vierkant kaasdoek van 19 cm voor het boeket. Plaats peper, salie, kruiden en sinaasappelschil in het midden van de kaasdoek. Til de hoeken van de kaasdoek

op en knoop hem stevig vast met schoon keukentouw van 100% katoen. Je legt het opzij, je negeert het.

2. Snijd het vet van de lamsschenkel; snijd het lamsvlees in stukjes van 1 inch. Verhit 3 eetlepels olijfolie op middelhoog vuur in een Nederlandse oven. Kook het lamsvlees, indien nodig, in batches, in hete olie tot het bruin is; haal uit de pan en houd warm. Voeg ui toe aan de pan; kook gedurende 5-8 minuten of tot ze zacht en lichtbruin zijn. Voeg het boeket garni, zongedroogde tomaten, 1¼ kopje runderbottenbouillon, wijn en knoflook toe. Aan de kook brengen; vermindert koorts. Dek af en laat 2 uur sudderen, af en toe roeren. Verwijder het boeket en gooi het weg.

3. Voeg ondertussen de knolselderij en pastinaak toe aan de puree in een grote pot; bedekken met water. Breng aan de kook op middelhoog vuur; zet het vuur laag. Dek af en laat 30-40 minuten op laag vuur sudderen, of tot de groenten heel zacht zijn als je er met een vork in prikt. Kanaal; doe de groenten in een keukenmachine. Voeg ¼ kopje runderbottenbouillon en 2 eetlepels olie toe; Pulseer tot de puree bijna glad is maar nog wel textuur heeft. Stop een of twee keer om langs de zijkanten te schrapen. Doe de puree in een kom. Roer de cashewroom, mosterd en bieslook erdoor.

4. Verdeel de puree in vier kommen; gegarneerd met Lamb Hot Pot.

GEBRADEN LAMSVLEES MET KNOLSELDERIJPASTA

VOORBEREIDING: 30 minuten bakken: 1 uur 30 minuten: 6 porties

KNOLSELDERIJWORTEL IS COMPLEET ANDERSGEVORMD IN DEZE STOOFPOT, ZOALS IN DE HETE LAMSSTOOFPOT (ZIE RECEPT). MET EEN MANDOLINESCHAAF WORDEN ZEER DUNNE REEPJES VAN DE ZOETE WORTEL EN DE NOTENWORTEL GEMAAKT. DE "PASTA" IN DE BOUILLON WORDT GESTOOMD TOT ZE ZACHT IS.

2 theelepels citroenkruiden (zie recept)

1½ pond gebraden lamsvlees, in blokjes van 1 inch gesneden

2 eetlepels olijfolie

2 kopjes gehakte ui

1 kopje gehakte wortels

1 kop gehakte koolrabi

1 eetlepel gehakte knoflook (6 teentjes)

2 eetlepels ongezouten tomatenpuree

½ kopje droge rode wijn

4 kopjes runderbottenbouillon (zie recept) of ongezouten rundvleessoep

1 laurierblad

2 kopjes 1-inch blokjes pompoen

1 kopje in blokjes gesneden aubergine

1 pond knolselderij, geschild

Fijngehakte verse peterselie

1. Verwarm de oven voor op 250 ° F. Strooi de citroenkruiden gelijkmatig over het lamsvlees. Schud voorzichtig om te coaten. Verwarm een Nederlandse oven van 6 tot 8 liter op middelhoog vuur. Voeg 1 eetlepel olijfolie en de helft van het gekruide lamsvlees toe aan de braadpan. Bak het

vlees aan alle kanten in hete olie; doe het gebruinde vlees op een bord en herhaal met het resterende lamsvlees en de olijfolie. Zet het vuur laag tot medium.

2. Voeg de ui, wortel en raap toe aan de pot. Kook en roer de groenten gedurende 4 minuten; voeg knoflook en tomatenpuree toe en kook nog 1 minuut. Voeg de rode wijn, runderbottenbouillon, laurierblaadjes, vlees en eventuele opgehoopte sappen toe. Breng het mengsel aan de kook. Dek af en plaats de Nederlandse oven in de voorverwarmde oven. Bak gedurende 1 uur. Roer de pompoen en aubergine erdoor. Zet het terug in de oven en bak nog eens 30 minuten.

3. Terwijl de stoofpot in de oven staat, gebruik je een mandoline om de knolselderijwortel heel dun te snijden. Snijd de plakjes knolselderij in reepjes van een halve centimeter breed. (Je hebt ongeveer 4 kopjes nodig.) Roer de selderiewortelreepjes door de bouillon. Laat ongeveer 10 minuten sudderen of tot het zacht is. Verwijder het laurierblad en gooi het weg voordat u het serveert. Bestrooi elke portie met gehakte peterselie.

FRANSE LAMSKOTELETJES MET GRANAATAPPEL-DADELCHUTNEY

VOORBEREIDING: 10 minuten koken: 18 minuten afkoelen: 10 minuten bakken: 4 porties

DE TERM "FRANS" VERWIJST NAAR EEN RIBWAARUIT MET EEN SCHERP MES VET, VLEES EN BINDWEEFSEL ZIJN VERWIJDERD. ZORGT VOOR EEN AANTREKKELIJKE PRESENTATIE. VRAAG HET AAN UW SLAGER OF U KUNT HET ZELF DOEN.

CHUTNEY
- ½ kopje ongezoet granaatappelsap
- 1 eetlepel vers citroensap
- 1 sjalot, geschild en in dunne plakjes gesneden
- 1 theelepel fijn geraspte sinaasappelschil
- ⅓ kopje gehakte Medjool-dadels
- ¼ theelepel gemalen rode peper
- ¼ kopje granaatappel*
- 1 eetlepel olijfolie
- 1 eetlepel gehakte verse Italiaanse (platte) peterselie

LAMSKOTELETJES
- 2 eetlepels olijfolie
- 8 Franse lamskoteletjes

1. Meng voor de chutney het granaatappelsap, het citroensap en de sjalotjes in een kleine pan. Aan de kook brengen; vermindert koorts. Laat 2 minuten onafgedekt sudderen. Voeg sinaasappelschil, dadels en gehakte rode peper toe. Laat staan tot het afgekoeld is, ongeveer 10 minuten. Roer de granaatappels, 1 eetlepel olijfolie en peterselie erdoor. Zet tot het serveren op kamertemperatuur weg.

2. Verhit voor de karbonades 2 eetlepels olijfolie in een grote koekenpan op middelhoog vuur. Werk in batches, voeg de karbonades toe aan de pan en kook gedurende 6 tot 8 minuten op medium-rare (145 ° F), waarbij u één keer draait. Bestrijk met chutney.

*Let op: Verse granaatappels en hun zaden zijn verkrijgbaar van oktober tot februari. Als je ze niet kunt vinden, gebruik dan ongezoete gedroogde zaden om de chutney knapperig te maken.

CHIMICHURRI LAMSBOUT MET GEROOSTERDE RADICCHIOSALADE

VOORBEREIDING:30 minuten marineren: 20 minuten koken: 20 minuten voorbereiding: 4 porties

CHIMICHURRI IS HET MEEST POPULAIRE KRUID IN ARGENTINIËSAMEN MET DE BEROEMDE BARBECUESTEAK IN GAUCHO-STIJL VAN HET LAND. ER ZIJN VEEL VARIATIES, MAAR DE DIKKE SAUS IS MEESTAL OPGEBOUWD ROND PETERSELIE, KORIANDER OF OREGANO, SJALOTTEN EN/OF KNOFLOOK, GEBROKEN RODE PEPER, OLIJFOLIE EN RODE WIJNAZIJN. HEERLIJK BIJ GEGRILDE BIEFSTUK, MAAR NET ZO LEKKER BIJ GEBAKKEN OF GEBAKKEN LAMSKOTELETJES, KIP EN VARKENSVLEES.

8 lamskoteletjes, 2,5 cm dik gesneden
½ kopje Chimichurri-saus (zie recept)
2 eetlepels olijfolie
1 zoete ui, gehalveerd en in plakjes gesneden
1 theelepel komijnzaad, gemalen*
1 teentje knoflook, gehakt
1 krop radicchio, zonder zaadjes en in dunne reepjes gesneden
1 eetlepel balsamicoazijn

1. Doe de lamskoteletjes in een extra grote kom. Besprenkel met 2 eetlepels Chimichurri-saus. Gebruik je vingers om de saus over het hele oppervlak van elk plakje te wrijven. Marineer de plakjes gedurende 20 minuten op kamertemperatuur.

2. Verhit ondertussen voor de geroosterde radicchio-salade 1 eetlepel olijfolie in een extra grote koekenpan. Voeg ui,

komijn en knoflook toe; kook 6-7 minuten of tot de ui zacht is, vaak roerend. Radicchio toevoegen; kook gedurende 1-2 minuten of tot de radicchio lichtjes geslonken is. Doe de salade in een grote kom. Voeg balsamicoazijn toe en meng goed. Dek af en houd warm.

3. Veeg de pan af. Voeg de resterende 1 eetlepel olijfolie toe aan de pan en verwarm op middelhoog vuur. Voeg de lamskoteletjes toe; zet het vuur laag tot medium. Kook gedurende 9-11 minuten of tot het gaar is, waarbij u de plakjes af en toe met een tang draait.

4. Serveer de plakjes met de salade en de overgebleven Chimichurri-saus.

*Opmerking: Om komijnzaad fijn te maken, gebruik je een vijzel en stamper of plaats je de zaden op een snijplank en plet je ze met een koksmes.

LAMSKOTELETJES INGESMEERD MET ANSJOVIS EN SALIE MET REMOULADE VAN WORTEL EN ZOETE AARDAPPEL

VOORBEREIDING:12 minuten afkoelen: 1-2 uur grillen: 6 minuten: 4 porties

ER ZIJN DRIE SOORTEN LAMSKOTELETJES.EEN DIKKE EN VLEZIGE ENTRECOTE ZIET ERUIT ALS EEN KLEINE T-BONE STEAK. RIBBEN, ZOALS WIJ ZE HIER NOEMEN, WORDEN GEMAAKT DOOR TUSSEN DE BOTTEN VAN EEN LAMSRACK TE SNIJDEN. ZE ZIJN ERG DELICAAT EN HEBBEN EEN LANG, AANTREKKELIJK BOT AAN DE ZIJKANT. HET WORDT VAAK GEBAKKEN OF GEGRILD GESERVEERD. HET BUDGETVRIENDELIJKE SCHOUDERBLAD IS IETS VETTER EN MINDER MALS DAN DE ANDERE TWEE SOORTEN. HET IS HET BESTE OM HET TE BRADEN EN VERVOLGENS TE SMOREN IN WIJN, BOUILLON EN TOMATEN - OF EEN COMBINATIE HIERVAN.

3 middelgrote wortels, grof gehakt

2 kleine zoete aardappelen, gepureerd* of grof gesneden

½ kopje Paleo Mayo (zie recept)

2 eetlepels vers citroensap

2 theelepels Dijon-mosterd (zie recept)

2 eetlepels gehakte verse peterselie

½ theelepel zwarte peper

8 lamskoteletten, gesneden van 1/2 tot ¾ inch dik

2 eetlepels gehakte verse salie of 2 theelepels gedroogde salie, geplet

2 theelepels gemalen ancho chilipepers

½ theelepel knoflookpoeder

1. Combineer voor remoulade de wortels en zoete aardappelen in een middelgrote kom. Meng Paleo Mayo, citroensap, mosterd in Dijon-stijl, peterselie en zwarte

peper in een kleine kom. Giet over de wortels en zoete aardappelen; de jas opgooien. Dek af en zet 1-2 uur in de koelkast.

2. Meng ondertussen in een kleine kom de salie, ancho-chili en knoflookpoeder. Wrijf het kruidenmengsel over de lamsschenkel.

3. Als u een houtskool- of gasgrill gebruikt, plaatst u de lamskoteletjes direct op het grillrooster op middelhoog vuur. Dek af en grill gedurende 6 tot 8 minuten voor medium-rare (145°F) of 10 tot 12 minuten voor medium (150°F), waarbij u halverwege het grillen één keer draait.

4. Serveer de lamskoteletjes met remoulade.

*Let op: Gebruik een mandoline met julienne-opzetstuk om de zoete aardappelen in plakjes te snijden.

LAMSKOTELETJES MET RODE UI, MUNT EN OREGANO

VOORBEREIDING:20 minuten marineren: 1-24 uur bakken: 40 minuten grillen: 12 minuten voorbereiding: 4 porties

ZOALS DE MEESTE VLEESWARENHOE LANGER JE DE KRUIDEN OP DE LAMSKOTELETTEN LAAT ZITTEN VOORDAT JE ZE GAAT KOKEN, HOE SMAAKVOLLER ZE ZULLEN ZIJN. ER IS EEN UITZONDERING OP DEZE REGEL, EN DAT IS ALS JE EEN MARINADE GEBRUIKT DIE ZEER ZURE INGREDIËNTEN BEVAT, ZOALS CITROENSAP, AZIJN EN WIJN. ALS JE HET VLEES TE LANG IN DE ZURE MARINADE LAAT LIGGEN, ZAL HET AFBREKEN EN ZACHT WORDEN.

SCHAAP

- 2 eetlepels fijngehakte sjalotjes
- 2 eetlepels fijngehakte verse munt
- 2 eetlepels fijngehakte verse oregano
- 5 theelepels mediterrane kruiden (zie recept)
- 4 theelepels olijfolie
- 2 teentjes knoflook, gehakt
- 8 lamskoteletjes, ongeveer 2,5 cm dik gesneden

SALADE

- ¾ pond babybieten, gehakt
- 1 eetlepel olijfolie
- ¼ kopje vers citroensap
- ¼ kopje olijfolie
- 1 eetlepel fijngehakte sjalot
- 1 theelepel Dijon-mosterd (zie recept)
- 6 kopjes gemengde groenten
- 4 theelepels gehakte bieslook

1. Meng voor het lamsvlees 2 eetlepels sjalotten, munt, oregano, 4 theelepels mediterrane kruiden en 4 theelepels olijfolie in een kleine kom. Strooi rub aan alle kanten van de lamskotelet; wrijf het in met je vingers. Leg de karbonades op een bord; dek af met plasticfolie en zet minimaal 1 uur of maximaal 24 uur in de koelkast om te marineren.

2. Verwarm voor de salade de oven voor op 200°C. Wrijf de bieten goed; in plakjes snijden. Doe het in een ovenschaal van 2 liter. Besprenkel met 1 eetlepel olijfolie. Bedek de schaal met folie. Bak ongeveer 40 minuten of tot de bieten gaar zijn. Volledig afkoelen. (De bieten kunnen maximaal 2 dagen van tevoren worden gebakken.)

3. Combineer citroensap, ¼ kopje olijfolie, 1 eetlepel sjalotten, mosterd in Dijon-stijl en de resterende 1 theelepel mediterrane kruiden in een pot. Sluit en schud goed. Combineer bieten en groenten in een slakom; roer er wat vinaigrette door.

4. Bij een houtskoolgrill of gasgrill plaats je de karbonades direct op het ingevette grillrooster op middelhoog vuur. Dek af en gril tot het gaar is, draai halverwege het grillen één keer om. Wacht 12-14 minuten voor medium-rare (145°F) of 15-17 minuten voor medium (160°F).

5. Leg voor het serveren op elk van de vier borden 2 plakjes lamsvlees en een deel van de salade. Bestrooi met bieslook. Geef de resterende vinaigrette door.

TUINGEVULDE LAMSBURGERS MET RODE PEPER

VOORBEREIDING: 20 minuten stand: 15 minuten grill: 27 minuten voor: 4 porties

COULIS IS NIETS MEER DAN EEN EENVOUDIGE, PURE SAUS GEMAAKT VAN GEPUREERD FRUIT OF GROENTEN. EEN HELDERE EN MOOIE RODE PEPERSAUS VOOR DEZE LAMSBURGERS KRIJGT EEN DUBBELE DOSIS ROOK: VAN DE GRILL EN DE PLAKJES GEROOKTE PAPRIKA.

COULIS VAN RODE PEPER
- 1 grote rode paprika
- 1 el droge witte wijn of witte wijnazijn
- 1 theelepel olijfolie
- ½ tl gerookt paprikapoeder

HAMBURGERS
- ¼ kopje in blokjes gesneden zwavelvrije zongedroogde tomaten
- ¼ kopje geraspte courgette
- 1 eetl gehakte verse basilicum
- 2 theelepels olijfolie
- ½ theelepel zwarte peper
- 1,5 pond lamsvlees
- 1 eiwit, lichtgeklopt
- 1 el mediterrane kruiden (zie recept)

1. Plaats voor rode paprikacoulis de rode paprika direct op het grillrooster op middelhoog vuur. Dek af en gril gedurende 15-20 minuten, of tot hij verkoold en heel zacht is. Draai de paprika elke 5 minuten om zodat hij aan beide kanten gaar is. Haal de paprika's van de grill en plaats ze onmiddellijk in een papieren zak of aluminiumfolie om de

paprika's volledig af te sluiten. Laat 15 minuten staan of tot het koel genoeg is om te hanteren. Verwijder voorzichtig de schil met een scherp mes en gooi deze weg. Snij de paprika in de lengte in vieren en verwijder de steel, zaadjes en schil. Combineer geroosterde paprika, wijn, olijfolie en gerookte paprika in een keukenmachine. Dek af en verwerk of mix tot een gladde massa.

2. Doe ondertussen voor de vulling de zongedroogde tomaten in een kommetje en giet er kokend water overheen. Laat gedurende 5 minuten staan; kanaal. Droog de tomaten en gehakte courgette met keukenpapier. Combineer tomaten, courgette, basilicum, olijfolie en ¼ theelepel zwarte peper in een kleine kom; opzij zetten, negeren.

3. Meng het lamsvlees, het eiwit, ¼ theelepel zwarte peper en mediterrane kruiden in een grote kom; Meng goed. Verdeel het vleesmengsel in acht gelijke porties en vorm elk in stukken van ¼ inch dik. Schep de vulling op vier scones; Leg de rest van de scones erop en knijp de randen samen om de vulling af te dichten.

4. Plaats de taarten direct op het grillrooster op middelhoog vuur. Dek af en gril gedurende 12-14 minuten of tot het gaar is (160°F), waarbij u halverwege het grillen één keer omdraait.

5. Bestrijk de burger na het serveren met rode pepercoulis.

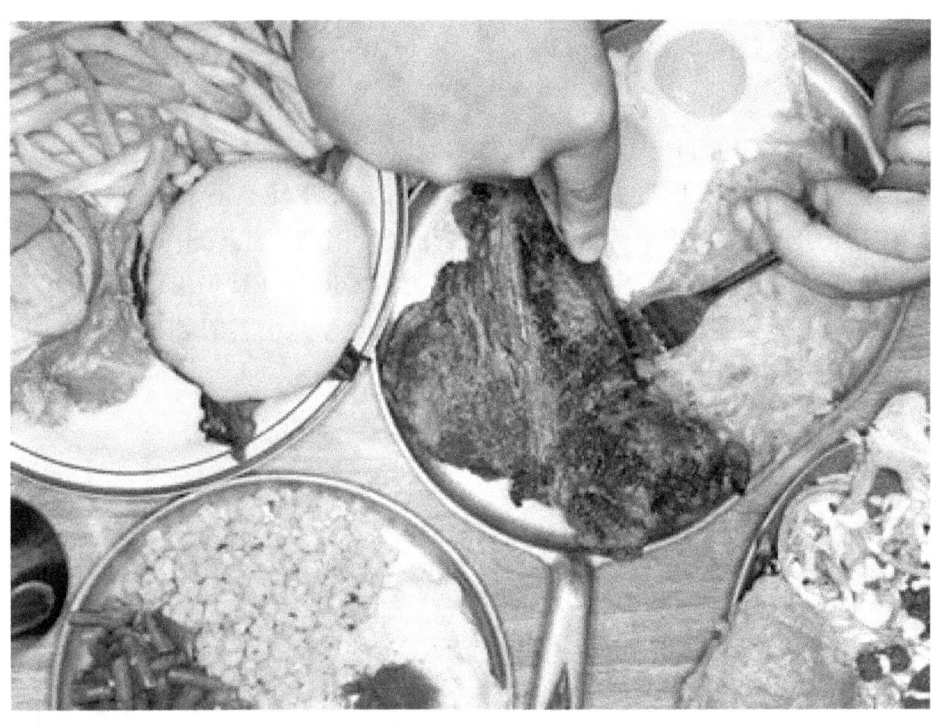

DUBBELE OREGANO LAMSKOTELET MET TZATZIKISAUS

DRANKJE:30 minuten voorbereiding: 20 minuten afkoelen: 30 minuten grillen: 8 minuten voorbereiding: 4 porties

DEZE LAMSKOTELETJES ZIJN DAT ECHTIN HET MIDDELLANDSE ZEEGEBIED EN HET MIDDEN-OOSTEN BEKEND ALS KOFTA - GEKRUID GEHAKT (MEESTAL LAMS- OF RUNDVLEES) WORDT TOT BALLETJES OF ROND SPIESJES GEVORMD EN VERVOLGENS GEGRILD. VERSE EN GEDROOGDE OREGANO GEVEN ZE EEN GEWELDIGE GRIEKSE SMAAK.

Houten spies van 8 x 10 inch

LAMS VLEES

1,5 kilo mager lamsgehakt

1 kleine ui, gehakt en drooggeperst

1 eetlepel gehakte verse oregano

2 theelepels gedroogde oregano, geplet

1 theelepel zwarte peper

TZATZIKI-SAUS

1 kopje Paleo Mayo (zie recept)

½ grote komkommer, zonder klokhuis, gehakt en drooggeperst

2 eetlepels vers citroensap

1 teentje knoflook, gehakt

1. Week de rails in voldoende water om ze gedurende 30 minuten te bedekken.

2. Meng voor het lamsvlees het lamsvlees, de ui, verse en gedroogde oregano en peper in een grote kom; Meng goed. Verdeel het lamsmengsel in acht gelijke porties. Vorm elke sectie rond de helft van de spies, waardoor een

blok van 5 x 1 inch ontstaat. Dek af en zet minimaal 30 minuten in de koelkast.

3. Meng ondertussen voor de Tzatziki-saus Paleo Mayo, komkommer, citroensap en knoflook in een kleine kom. Dek af en zet in de koelkast tot het serveren.

4. Bij een houtskoolgrill of gasgrill plaats je het lamsvlees direct op het grillrooster op middelhoog vuur. Dek af en gril ca. 8 minuten op medium (160°F), halverwege het grillen één keer omdraaien.

5. Serveer het lamsvlees met Tzatziki-saus.

GEBAKKEN KIP MET SAFFRAAN EN CITROEN

VOORBEREIDING:15 minuten afkoelen: 8 uur bakken: 1 uur 15 minuten staan: 10 minuten voorbereiding: 4 porties

SAFFRAAN IS DE GEDROOGDE MEELDRADENEEN SOORT KROKUSBLOEM. DUUR, MAAR EEN BEETJE GAAT EEN LANGE WEG. HET VOEGT ZIJN AARDSE, KENMERKENDE SMAAK EN PRACHTIGE GELE KLEUR TOE AAN DEZE KNAPPERIG GEBAKKEN KIP.

1 4-5 kilo hele kip

3 eetlepels olijfolie

6 teentjes knoflook, geplet en gepeld

1½ el fijn geraspte citroenschil

1 eetlepel verse tijm

1½ theelepel gehakte zwarte peper

½ theelepel saffraan

2 laurierblaadjes

1 kwart citroen

1. Verwijder de nek en ingewanden van de kip; gooi het weg of bewaar het voor ander gebruik. Spoel de kippenholte; veeg af met een papieren handdoek. Verwijder overtollig vel en vet van de kip.

2. Combineer olijfolie, knoflook, citroenschil, tijm, peper en saffraan in een keukenmachine. Blijf een glad deeg vormen.

3. Gebruik je vingers om het beslag over de buitenkant van de kip en in de holte te wrijven. Doe de kip in een grote kom; Dek af en zet minimaal 8 uur of een nacht in de koelkast.

4. Verwarm de oven voor op 425 ° F. Plaats de citroenkwarten en de laurierblaadjes in de kippenholte. Bind de benen samen met keukentouw van 100% katoen. Leg de vleugels onder de kip. Steek een ovenvaste vleesthermometer in de binnenkant van de dijspier zonder het bot aan te raken. Leg de kip op een rooster in een grote braadpan.

5. Bak gedurende 15 minuten. Verlaag de oventemperatuur tot 375 ° F. Ga door met bakken gedurende ongeveer 1 uur, of totdat de sappen helder zijn en een thermometer 175 ° F aangeeft. Tent met bakpapier. Laat 10 minuten staan alvorens aan te snijden.

GEKRUIDE KIP MET JICAMA-SALADE

VOORBEREIDING:40 minuten grillen: 1 uur 5 minuten staan: 10 minuten: 4 porties

"SPATCHCOCK" IS EEN OUDE CULINAIRE TERMDIE ONLANGS OPNIEUW IS GEBRUIKT OM EEN KLEINE VOGEL TE BESCHRIJVEN, ZOALS EEN KIP OF KIP, DIE VAN ACHTEREN MOET WORDEN GEOPEND EN VERVOLGENS MOET WORDEN GEOPEND EN PLATGEDRUKT ALS EEN BOEK, ZODAT HIJ SNELLER EN GELIJKMATIGER KAN KOKEN. VERGELIJKBAAR MET VLINDER, MAAR VERWIJST ALLEEN NAAR PLUIMVEE.

KIP

1 poblano chili

1 eetlepel fijngehakte sjalot

3 teentjes knoflook, gehakt

1 theelepel fijn geraspte citroenschil

1 theelepel fijn geraspte limoenschil

1 theelepel dampende kruiden (zie recept)

½ theelepel gedroogde oregano, geplet

½ theelepel gemalen komijn

1 eetlepel olijfolie

1 hele kip van 3-3,5 pond

SLA

½ middelgrote jicama, geschild en in juliennereepjes gesneden (ongeveer 3 kopjes)

½ kopje dun gesneden rode ui (4)

1 Granny Smith-appel, geschild, klokhuis verwijderd en in julienne-reepjes gesneden

⅓ kopje gehakte verse koriander

3 eetlepels vers sinaasappelsap

3 eetlepels olijfolie

1 theelepel citroenkruiden (zie recept)

1. Plaats voor het grillen op houtskool middelmatig hete kolen aan één kant van de grill. Plaats een lekbak onder de lege zijde van de grill. Plaats de poblanos op de grill, net boven middelhoog vuur. Dek af en gril gedurende 15 minuten of tot de poblano aan alle kanten bruin is, af en toe draaiend. Wikkel de poblano onmiddellijk in folie; Laat gedurende 10 minuten staan. Open de folie en snijd de poblano in de lengte doormidden; verwijder de stengel en de zaden (zie hint). Verwijder voorzichtig de schil met een scherp mes en gooi deze weg. Snijd de poblano in kleine stukjes. (Voor gasgrills: verwarm de grill voor; zet het vuur middelhoog. Zet op indirect grillen. Grill boven een aangestoken brander zoals hierboven beschreven.)

2. Meng voor de rub de poblano, sjalotjes, knoflook, citroenschil, limoenschil, piment, oregano en komijn in een kleine kom. Roer de olie erdoor; meng goed tot een pasta.

3. Om de kip te snijden verwijdert u de nek en ingewanden van de kip (bewaar deze voor ander gebruik). Leg de kipfilet op een snijplank. Knip met een keukenschaar een kant van de ruggengraat in de lengte door, beginnend bij het nekuiteinde. Herhaal de longitudinale incisie aan de andere kant van de wervelkolom. Verwijder de ruggengraat en gooi deze weg. Draai de kip om, met het vel naar boven. Druk tussen de borsten naar beneden om het borstbeen te breken, zodat de kip plat ligt.

4. Schuif aan één kant van de borst, beginnend bij de nek, uw vingers tussen de huid en het vlees, waarbij u de huid losmaakt terwijl u richting de dij beweegt. Maak de huid

rond de dij los. Herhaal aan de andere kant. Gebruik je vingers om het vlees onder de huid van de kip te wrijven.

5. Leg de kipfilet op het grillrooster op de lekbak. Gewicht met twee in folie verpakte stenen of een grote gietijzeren koekenpan. Dek af en gril gedurende 30 minuten. Leg de kipfilet op een rooster en verzwaar hem opnieuw met een steen of pan. Grill, afgedekt, nog ongeveer 30 minuten, of tot de kip niet langer roze is (175 ° F dijspier). Haal de kip van de grill; Laat gedurende 10 minuten staan. (Voor een gasgrill plaatst u de kip op het grillrooster, uit de buurt van de hitte. Grill zoals hierboven beschreven.)

6. Meng ondertussen voor de salade de jicama, sjalotjes, appels en koriander in een grote kom. Meng het sinaasappelsap, de olie en de citroenschil in een kleine kom. Giet het jicama-mengsel erover en roer het door elkaar. Serveer de kip met de salade.

OVENGEBAKKEN KIP MET WODKA, WORTELEN EN TOMATENSAUS

VOORBEREIDING:15 minuten koken: 15 minuten bakken: 30 minuten voorbereiding: 4 porties

WODKA KAN VAN VERSCHILLENDE INGREDIËNTEN WORDEN GEMAAKTVERSCHILLENDE SOORTEN VOEDSEL, WAARONDER AARDAPPELEN, MAÏS, ROGGE, TARWE EN GERST – ZELFS DRUIVEN. HOEWEL ER NIET VEEL WODKA IN DEZE SAUS ZIT, MOET JE, ALS JE HEM IN VIER PORTIES VERDEELT, CONTROLEREN OF AARDAPPEL- OF DRUIVENWODKA PALEO-VRIENDELIJK IS.

3 eetlepels olijfolie

4 kippendijen zonder bot of vlezige stukken kip met vel erop

1 blik van 28 ounce ongezouten pruimtomaatjes, uitgelekt

½ kopje fijngehakte ui

½ kopje fijngehakte wortelen

3 teentjes knoflook, gehakt

1 theelepel mediterrane kruiden (zie recept)

⅛ theelepel cayennepeper

1 takje verse rozemarijn

2 eetlepels wodka

1 eetlepel gehakte verse basilicum (optioneel)

1. Verwarm de oven voor op 375 ° F. Verhit 2 eetlepels olie in een grote koekenpan op middelhoog vuur. Kip toevoegen; kook ongeveer 12 minuten of tot ze bruin en gelijkmatig bruin zijn. Plaats de pan in de voorverwarmde oven. Bak onafgedekt gedurende 20 minuten.

2. Snijd ondertussen met een keukenschaar de tomaten voor de saus. Verhit de resterende 1 eetlepel olie in een

middelgrote pan op middelhoog vuur. Voeg ui, wortel en knoflook toe; Kook 3 minuten of tot ze gaar zijn, vaak roerend. Roer de gesneden tomaten, mediterrane kruiden, cayennepeper en een takje rozemarijn erdoor. Breng aan de kook op middelhoog vuur; vermindert koorts. Laat 10 minuten onafgedekt sudderen, af en toe roeren. Roer de wodka erdoor; kook nog 1 minuut; verwijder het takje rozemarijn en gooi het weg.

3. Giet de saus over de kip in de pan. Zet de pan terug in de oven. Rooster, afgedekt, nog ongeveer 10 minuten, of tot de kip zacht is en niet meer roze (175 ° F). Bestrooi eventueel met basilicum.

POULET RÔTI EN RUTABAGA FRITES

VOORBEREIDING: 40 minuten bakken: 40 minuten voorbereiding: 4 porties

DE KNAPPERIGE KOOLRAAPFRIETJES ZIJN HEERLIJKSERVEER MET GEBAKKEN KIP EN BIJBEHOREND KOOKVOCHT - MAAR OOK PUUR EN MET PALEOKETCHUP (ZIERECEPT), OF OP BELGISCHE WIJZE MET PALEO AÏOLI (KNOFLOOKMAYONAISE, ZIERECEPT).

6 eetlepels olijfolie
1 el mediterrane kruiden (zierecept)
4 kippendijen met bot, vel erop (ongeveer 1 ¼ pond totaal)
4 kippendijen, met vel (ongeveer 1 pond totaal)
1 kopje droge witte wijn
1 kopje kippenbottenbouillon (zierecept) of zoutvrije kippensoep
1 kleine ui, in vieren gesneden
Olijfolie
1½ tot 2 pond rutabagas
2 eetlepels gehakte verse bieslook
Zwarte peper

1. Verwarm de oven voor op 400 ° F. Meng 1 eetlepel olijfolie en de mediterrane kruiden in een kleine kom; wrijf over stukjes kip. Verhit 2 eetlepels olie in een extra grote pan in de oven. Voeg de stukken kip toe, met het vlees naar beneden. Kook, onafgedekt, ongeveer 5 minuten of tot ze bruin zijn. Haal de pan van het vuur. Draai de stukken kip met de gebakken kant naar boven. Voeg de wijn, kippenbouillon en ui toe.

2. Plaats de pan in de oven op het middelste rek. Bak onafgedekt gedurende 10 minuten.

3. Vet ondertussen een grote bakplaat licht in met olijfolie voor de gebakken aardappelen; opzij zetten, negeren. Haal de busbagage eraf. Snijd de rutabagas met een scherp mes in plakjes van een halve centimeter. Snijd de plakjes in de lengte in reepjes van een halve centimeter. Meng de rutabaga-reepjes in een grote kom met de resterende 3 eetlepels olie. Verdeel koolraapstroken in een enkele laag op de voorbereide bakplaat; in de oven op het bovenste rek geplaatst. Bak gedurende 15 minuten; draai de aardappelen om. Bak de kip nog eens 10 minuten of tot hij niet meer roze is (175°F). Haal de kip uit de oven. Bak de aardappelen gedurende 5-10 minuten of tot ze bruin en gaar zijn.

4. Haal de kip en ui uit de pan en bewaar de sappen. Dek de kip en de uien af om ze warm te houden. Breng op middelhoog vuur aan de kook; vermindert koorts. Laat het nog ongeveer 5 minuten sudderen, onafgedekt, of tot de sappen iets zijn ingekookt.

5. Bestrooi de aardappelen voor het serveren met bieslook en breng op smaak met peper. De kip wordt geserveerd met kookvocht en gebakken aardappelen.

TRIPLE MUSHROOM COQ AU VIN BIESLOOK GEPUREERDE KOOLRAAP

VOORBEREIDING: 15 minuten koken: 1 uur en 15 minuten: 4-6 porties

ALS ER KORRELS IN DE KOM ZITTEN NADAT JE DE GEDROOGDE PADDENSTOELEN HEBT GEWEEKT (EN DAT ZAL WAARSCHIJNLIJK OOK GEBEUREN), ZEEF JE DE VLOEISTOF DOOR EEN DUBBEL DIK STUK KAASDOEK DAT IN EEN FIJNE ZEEF IS GEPLAATST.

- 1 ounce gedroogde boletus of morieljes
- 1 kopje kokend water
- 2 tot 2½ pond kippendijen en drumsticks, met vel
- Zwarte peper
- 2 eetlepels olijfolie
- 2 middelgrote preien, in de lengte gehalveerd, gespoeld en in dunne plakjes gesneden
- 2 portobello-champignons, in plakjes gesneden
- 8 ons verse champignons, gesteeld en in plakjes gesneden, of in plakjes gesneden verse champignons
- ¼ kopje ongezouten tomatenpuree
- 1 theelepel gedroogde marjolein, gemalen
- ½ theelepel gedroogde tijm, geplet
- ½ kopje droge rode wijn
- 6 kopjes kippenbottenbouillon (zie recept) of zoutvrije kippensoep
- 2 laurierblaadjes
- 2 tot 2½ pond rutabagas, geschild en gehakt
- 2 eetlepels gehakte verse bieslook
- ½ theelepel zwarte peper
- Gehakte verse tijm (optioneel)

1. Meng de bouillon en het kokende water in een kleine kom; Laat gedurende 15 minuten staan. Verwijder de

champignons en bewaar het weekvocht. Snij de champignon in kleine stukjes. Zet de champignons en het weekvocht opzij.

2. Strooi peper over de kip. Verhit 1 eetlepel olijfolie op middelhoog vuur in een extra grote koekenpan met een goed sluitend deksel. Bak de stukken kip in twee porties in hete olie gedurende ongeveer 15 minuten, tot ze lichtbruin zijn, één keer draaien. Haal de kip uit de pan. Prei, portobello-champignons en oesterzwammen erdoor roeren. Kook 4-5 minuten, of totdat de champignons bruin beginnen te worden, af en toe roeren. Roer de tomatenpuree, marjolein en tijm erdoor; kook en roer gedurende 1 minuut. Roer de wijn erdoor; kook en roer gedurende 1 minuut. Roer 3 kopjes kippenbottenbouillon, laurierblaadjes, ½ kopje gereserveerde paddenstoelenweekvloeistof en gerehydrateerde gehakte champignons erdoor. Doe de kip terug in de pan. Aan de kook brengen; vermindert koorts. Laat het afgedekt ongeveer 45 minuten sudderen.

3. Meng ondertussen de koolraap en de resterende 3 kopjes bouillon in een grote pan. Voeg indien nodig water toe om de koolraap een beetje te bedekken. Aan de kook brengen; vermindert koorts. Laat het 25-30 minuten onafgedekt sudderen, of tot de koolraap gaar is, af en toe roeren. Giet de koolraap af en bewaar het vocht. Doe de rutabagas terug in de pan. Voeg de resterende 1 eetlepel olijfolie, de bieslook en ½ theelepel peper toe. Gebruik een aardappelstamper om het koolraapmengsel te pureren en voeg indien nodig kookvloeistof toe om de gewenste consistentie te bereiken.

4. Verwijder de laurierblaadjes uit het kippenmengsel; weggooien Serveer de kip en de saus over gemalen rutabagas. Bestrooi eventueel met verse tijm.

PERZIK-COGNAC GEGLAZUURDE DRUMSTICKS

VOORBEREIDING:30 minuten grillen: 40 minuten: 4 porties

DEZE KIPPENDIJEN ZIJN PERFECTMET EEN KNAPPERIGE SALADE EN PITTIGE OVENGEBAKKEN ZOETE AARDAPPELFRIETJES NAAR RECEPT VOOR VARKENSBIJL INGESMEERD MET TUNESISCHE KRUIDEN (ZIERECEPT). ZE WORDEN HIER GETOOND MET EEN KNAPPERIGE KOOLSLA MET RADIJSJES, MANGO EN MUNT (ZIERECEPT).

PERZIK-BRANDEWIJNGLAZUUR
1 eetlepel olijfolie
½ kopje gehakte ui
2 verse middelgrote perziken, gehalveerd, ontpit en fijngehakt
2 eetlepels cognac
1 kopje barbecuesaus (zierecept)
8 kippendijen (in totaal 2-2½ pond), naar smaak gevild

1. Verhit voor het glazuur olijfolie in een middelgrote koekenpan op middelhoog vuur. Voeg uien toe; kook ongeveer 5 minuten of tot ze gaar zijn, af en toe roeren. Voeg de perziken toe. Dek af en laat 4-6 minuten sudderen, of tot de perziken zacht zijn, af en toe roeren. Voeg cognac toe; kook, onafgedekt, gedurende 2 minuten, af en toe roerend. Laten we het een beetje afkoelen. Breng het perzikmengsel over naar een blender of keukenmachine. Dek af en meng of verwerk tot een gladde massa. Voeg barbecuesaus toe. Dek af en meng of verwerk tot een gladde massa. Doe de saus terug in de pan. Kook op middelhoog vuur tot het gaar is. Giet ¾ kopje saus in

een kleine kom om de kip te bedekken. Houd de resterende saus warm bij gegrilde kip.

2. Plaats bij het grillen op houtskool redelijk hete kolen rond een lekbak. Probeer middelhoog vuur boven een lekbak. Leg de kippendijen op het grillrooster boven de lekbak. Dek af en gril 40-50 minuten of tot de kip niet meer roze is (70°C). Halverwege het grillen één keer omdraaien en bedruipen met ¾ kopje perzikbrandewijnglazuur tijdens de laatste 5-10 minuten grillen. (Voor gasgrill: verwarm de grill voor. Zet het vuur middelhoog. Pas de hitte aan voor indirect grillen. Plaats de kippendijen op het grillrooster dat niet oververhit raakt. Dek af en gril zoals aangegeven.)

IN CHILI GEMARINEERDE KIP MET MANGO-MELOENSALADE

VOORBEREIDING: 40 minuten afkoelen/gemarineerd: 2-4 uur grillen: 50 minuten: 6-8 porties

ANCHO CHILI IS GEDROOGDE POBLANO- EEN HELDERE, DIEPGROENE CHILI MET EEN EXTREEM FRISSE SMAAK. ANCHO-CHILIPEPERS HEBBEN EEN LICHT FRUITIGE SMAAK MET EEN VLEUGJE PRUIM OF ROZIJN EN EEN VLEUGJE BITTERHEID. CHILIPEPERS UIT NEW MEXICO KUNNEN MATIG HEET ZIJN. HET ZIJN DE DIEPRODE CHILIPEPERS DIE WE ZIEN DRUIPEN EN HANGEN IN RISTRAS – EEN KLEURRIJKE OPSTELLING VAN DROGENDE CHILIPEPERS – IN HET ZUIDWESTEN.

KIP

- 2 gedroogde New Mexico-chilipepers
- 2 gedroogde ancho chilipepers
- 1 kopje kokend water
- 3 eetlepels olijfolie
- 1 grote zoete ui, geschild en in dikke plakjes gesneden
- 4 Roma-tomaten, in plakjes gesneden
- 1 eetlepel gehakte knoflook (6 teentjes)
- 2 theelepels gemalen komijn
- 1 theelepel gedroogde oregano, geplet
- 16 kippenpoten

SALADE

- 2 kopjes in blokjes gesneden meloen
- 2 kopjes in blokjes gesneden honingdauw
- 2 kopjes gesneden mango
- ¼ kopje vers limoensap
- 1 theelepel chilipoeder

½ theelepel gemalen komijn

¼ kopje gehakte verse koriander

1. Verwijder voor kip de stengels en zaden van gedroogde New Mexico en ancho-chilipepers. Verhit een grote koekenpan op middelhoog vuur. Bak de chili 1-2 minuten in de pan of tot hij geurig en lichtbruin is. Doe de geroosterde chilipepers in een kleine kom; giet het kokende water in de kom. Laat het minimaal 10 minuten zitten of tot het klaar is voor gebruik.

2. Verwarm de grill voor. Bekleed een bakplaat met aluminiumfolie; Verdeel 1 eetlepel olijfolie op aluminiumfolie. Doe de uien en tomaten in de pan. Bak ongeveer 10 cm van het vuur gedurende 6 tot 8 minuten, of tot ze zacht en verkoold zijn. Giet de pepers af en giet het water af.

3. Meng de chili, ui, tomaten, knoflook, komijn en oregano in een keukenmachine of processor. Dek af en meng of verwerk tot een gladde massa, voeg indien nodig reservewater toe om tot de gewenste consistentie te pureren.

4. Doe de kip in een grote hersluitbare plastic zak in een ondiepe schaal. Giet de marinade over de kip in de zak en draai de zak vervolgens om zodat deze gelijkmatig bedekt is. Laat 2-4 uur in de koelkast marineren, af en toe keren.

5. Meng voor de salade de meloen, honing, mango, citroensap, 2 eetlepels olijfolie, chilipoeder, komijn en koriander in een extra grote kom. Gooi het in de jas. Dek af en zet 1-4 uur in de koelkast.

6. Plaats bij het grillen op houtskool middelmatig hete kolen rond een lekbak. Probeer middelhoog vuur boven de pan. Laat de kipfilets uitlekken en zet de marinade opzij. Leg de kip op de grill boven de kookplaat. Bestrijk de kip royaal met een deel van de marinade (gooi het teveel weg). Dek af en gril gedurende 50 minuten, of tot de kip niet meer roze is (70°C), en draai hem halverwege het grillen één keer om. (Voor gasgrill: verwarm de grill voor. Zet het vuur laag. Zet op indirecte grill. Ga te werk zoals aangegeven en plaats de kip op de uitgeschakelde brander.) Serveer kippendijen met salade.

TANDOORI-STIJL KIPPENDIJEN MET KOMKOMMER-RAITA

VOORBEREIDING: 20 minuten marineren: 2-24 uur bakken: 25 minuten: 4 porties

RAITA WORDT GEMAAKT VAN CASHEWNOTENROOM, CITROENSAP, MUNT, KORIANDER EN KOMKOMMER. HET BIEDT EEN VERKOELENDE TEGENHANGER VOOR HET HETE EN PITTIGE KIPPENVLEES.

KIP

1 rode ui, in dunne plakjes gesneden

1 2-inch verse gember, geschild en in vieren gesneden

4 teentjes knoflook

3 eetlepels olijfolie

2 eetlepels vers citroensap

1 theelepel gemalen komijn

1 theelepel gemalen kurkuma

½ theelepel gemalen peper

½ theelepel gemalen kaneel

½ theelepel zwarte peper

¼ theelepel cayennepeper

8 kippenpoten

KOMKOMMER RAITA

1 kopje cashewroom (zie recept)

1 eetlepel vers citroensap

1 eetlepel gehakte verse munt

1 eetlepel gehakte verse koriander

½ theelepel gemalen komijn

⅛ theelepel zwarte peper

1 middelgrote komkommer, geschild, klokhuis en in blokjes gesneden (1 kopje)

Schijfjes citroen

1. Combineer ui, gember, knoflook, olijfolie, citroensap, komijn, kurkuma, piment, kaneel, zwarte peper en cayennepeper in een blender of keukenmachine. Dek af en meng of verwerk tot een gladde massa.

2. Gebruik de punt van het scalpel om vier of vijf keer in elk onderbeen te steken. Doe de dijen in een grote hersluitbare plastic zak in een grote kom. Voeg het uienmengsel toe; verandert in een cape. Marineer 2-24 uur in de koelkast en draai de zak af en toe.

3. Verwarm de grill voor. Haal de kip uit de marinade. Gebruik keukenpapier om de overtollige marinade van de dij te vegen. Schik de dijen op een rooster op een onverwarmde grillpan of op een met aluminiumfolie beklede bakplaat. Bak 15 minuten op 15-20 cm afstand van de warmtebron. Draai je dijen; bak ongeveer 10 minuten of tot de kip niet meer roze is (175 ° F).

4. Meng voor de raita de cashewroom, citroensap, munt, koriander, komijn en zwarte peper in een middelgrote kom. Roer de komkommer er voorzichtig door.

5. Serveer de kip met raita en partjes citroen.

CURRY KIPSTOOFPOT MET WORTELGROENTEN, ASPERGES EN GROENE APPEL-MUNTKRUIDEN

VOORBEREIDING:30 minuten koken: 35 minuten staan: 5 minuten voorbereiding: 4 porties

- 2 eetlepels geraffineerde kokosolie of olijfolie
- 2 kilo kipfilets zonder bot, naar wens gevild
- 1 kopje gehakte ui
- 2 eetlepels geraspte verse gember
- 2 eetlepels gehakte knoflook
- 2 eetlepels ongezouten kerriepoeder
- 2 eetlepels gehakte jalapeño zonder zaadjes (zie hint)
- 4 kopjes kippenbottenbouillon (zie recept) of zoutvrije kippensoep
- 2 middelgrote zoete aardappelen (ongeveer 1 pond), geschild en in blokjes gesneden
- 2 middelgrote bieten (ongeveer 6 ons), geschild en gehakt
- 1 kopje in blokjes gesneden tomaten
- 8 ons asperges, bijgesneden en in stukken van 1 inch gesneden
- 1 blikje natuurlijke kokosmelk van 13,5 ounce (zoals Nature's Way)
- ½ kopje gehakte verse koriander
- Appelmuntsmaak (zie recept, onderstaand)
- Kalk boten

1. Verhit olie in een Nederlandse oven van 6 liter op middelhoog vuur. Bak de kip in porties bruin in hete olie, zodat hij in ongeveer 10 minuten gelijkmatig bruin wordt. Kip overbrengen naar bord; opzij zetten, negeren.

2. Zet het vuur op medium. Voeg de ui, gember, knoflook, kerriepoeder en jalapeño toe aan de pot. Kook en roer gedurende 5 minuten of tot de ui zacht is. Roer de kippenbouillon, zoete aardappelen, bieten en tomaten

erdoor. Doe de stukken kip terug in de pan en dompel de kip onder in zoveel mogelijk vloeistof. Zet het vuur middelhoog. Dek af en laat 30 minuten sudderen, of tot de kip niet meer roze is en de groenten gaar zijn. Roer de asperges, kokosmelk en koriander erdoor. Haal van het vuur. Laat gedurende 5 minuten staan. Snijd indien nodig de kip van de botten om deze gelijkmatig over de serveerschalen te verdelen. Serveer met appelmuntsaus en limoenschijfjes.

Appel-muntsmaak: Maal ½ kopje ongezoete kokosnootvlokken in een keukenmachine. Voeg 1 kopje verse korianderblaadjes toe en stoom; 1 kopje verse muntblaadjes; 1 Granny Smith-appel, zonder klokhuis en gehakt; 2 theelepels gehakte jalapeño zonder zaadjes (zie_hint_); en 1 eetlepel vers limoensap. Meng tot fijngemalen.

GEGRILDE KIP PAILLARD SALADE MET FRAMBOZEN, WORTELEN EN GEROOSTERDE AMANDELEN

VOORBEREIDING: 30 minuten bakken: 45 minuten marineren: 15 minuten grillen: 8 minuten voorbereiding: 4 porties

½ kopje hele amandelen
1½ theelepel olijfolie
1 middelgrote rode wortel
1 middelgrote gouden biet
2 6-8 oz kipfilets zonder botten, zonder vel
2 kopjes verse of bevroren frambozen, ontdooid
3 eetlepels witte of rode wijnazijn
2 eetlepels gehakte verse dragon
1 eetlepel gehakte sjalotten
1 theelepel Dijon-mosterd (zie recept)
¼ kopje olijfolie
Zwarte peper
8 kopjes lentemixsalade

1. Verwarm voor de amandelen de oven voor op 400 ° F. Verdeel de amandelen over een klein bakje en besprenkel met ½ theelepel olijfolie. Bak ongeveer 5 minuten of tot het geurig en goudbruin is. Laat het afkoelen. (Amandelen kunnen 2 dagen van tevoren worden geroosterd en in een luchtdichte verpakking worden bewaard.)

2. Plaats voor de bieten elke biet op folie en besprenkel er ½ theelepel olijfolie over. Wikkel de aluminiumfolie losjes om de rode biet en plaats deze op een bakplaat of bakplaat. Rooster de bieten in een oven van 200°C gedurende 40-50 minuten, of tot ze gaar zijn als je er met een mes in prikt. Haal het uit de oven en laat het afkoelen

genoeg om te hanteren. Verwijder de huid met een mes. Snijd de wortel in plakjes en zet opzij. (Meng de bieten niet, zodat de bieten geen vlekken maken op de gouden bieten. De bieten kunnen 1 dag van te voren worden gebakken en in de koelkast worden bewaard. Laat ze op kamertemperatuur staan voordat ze worden geserveerd.)

3. Snijd elke kipfilet horizontaal doormidden voor de kip. Leg elk stuk kip tussen twee stukken plasticfolie. Gebruik een vleeshamer en sla zachtjes tot een dikte van ongeveer ¾ inch. Leg de kip in een ondiepe schaal en zet opzij.

4. Om de vinaigrette te maken, plet je ¾ kopje frambozen lichtjes in een grote kom met een garde (bewaar de resterende frambozen voor de salade). Voeg de azijn, dragon, ui en mosterd in Dijon-stijl toe; gemengd met een pollepel. Voeg ¼ kopje olijfolie toe in een dun straaltje en meng grondig. Giet ½ kopje vinaigrette over de kip; gooi de kip weg (bewaar de resterende vinaigrette voor de salade). Marineer de kipfilet bij kamertemperatuur gedurende 15 minuten. Haal de kip uit de marinade en bestrooi met peper; gooi de marinade die in de pot achterblijft weg.

5. Bij een houtskoolgrill of gasgrill plaats je de kip direct op het grillrooster op middelhoog vuur. Dek af en gril gedurende 8-10 minuten, of tot de kip niet meer roze is, en draai hem halverwege het grillen één keer om. (De kip kan ook gebakken worden in een grillpan.)

6. Meng in een grote kom sla, bieten en de resterende 1¼ kopjes frambozen. Giet de gereserveerde vinaigrette over de salade; zachtjes in de huid gooien. Verdeel de salade in

vier kommen; Beleg elk met een stuk gegrilde kipfilet. Hak de geroosterde amandelen grof en strooi ze erover. Serveer onmiddellijk.

MET BROCCOLI GEVULDE KIPFILET MET VERSE TOMATENSAUS EN CAESARSALADE

VOORBEREIDING: 40 minuten koken: 25 minuten: 6 porties

3 eetlepels olijfolie
2 theelepels gehakte knoflook
¼ theelepel gemalen rode peper
1 pond broccoli raab, bijgesneden en gehakt
½ kopje ongezwavelde gouden rozijnen
½ kopje water
4 5-6 ounce kipfilethelften zonder vel en zonder botten
1 kopje gehakte ui
3 kopjes gehakte tomaten
¼ kopje gehakte verse basilicum
2 theelepels rode wijnazijn
3 eetlepels vers citroensap
2 eetlepels Paleo Mayo (zie<u>recept</u>)
2 theelepels Dijon-mosterd (zie<u>recept</u>)
1 theelepel gehakte knoflook
½ theelepel zwarte peper
¼ kopje olijfolie
10 kopjes gehakte Romeinse sla

1. Verhit 1 eetlepel olijfolie in een grote koekenpan op middelhoog vuur. Voeg de knoflook en de gehakte rode peper toe; kook en roer gedurende 30 seconden of tot het geurig is. Voeg de gehakte broccoli, rozijnen en ½ kopje water toe. Dek af en kook ongeveer 8 minuten, of tot de broccoli verwelkt en zacht is. Verwijder het deksel van de pan; laat overtollig water verdampen. Je legt het opzij, je negeert het.

2. Snijd voor broodjes elke kipfilet in de lengte doormidden; plaats elk stuk tussen twee vellen plasticfolie. Gebruik de platte kant van een vleeshamer en sla de kip lichtjes tot een dikte van ongeveer ¼ inch. Plaats voor elke rol ongeveer ¼ kopje broccoli-raabmengsel op één kort uiteinde; oprollen en de zijkanten naar binnen vouwen om de vulling volledig te bedekken. (De rollade kan maximaal 1 dag van tevoren worden bereid en in de koelkast worden bewaard tot hij gaar is.)

3. Verhit 1 eetlepel olijfolie in een grote koekenpan op middelhoog vuur. Voeg de rollades toe, met de naad naar beneden. Bak ongeveer 8 minuten of tot ze aan alle kanten bruin zijn, draai ze twee of drie keer tijdens het koken. Leg de rollen op een bord.

4. Verhit voor de saus de resterende 1 eetlepel olijfolie in de koekenpan op middelhoog vuur. Voeg de ui toe; kook ongeveer 5 minuten of tot ze doorschijnend zijn. Roer de tomaten en basilicum erdoor. Leg de rolletjes op de saus in een pan. Breng aan de kook op middelhoog vuur; vermindert koorts. Dek af en laat ongeveer 5 minuten sudderen, of totdat de tomaten beginnen af te breken maar hun vorm behouden en de rol doorverwarmd is.

5. Meng voor de dressing het citroensap, Paleo-mayo, Dijon-mosterd, knoflook en zwarte peper in een kleine kom. Giet ¼ kopje olijfolie erbij en roer tot alles gemengd is. Giet de dressing met gehakte romaine in een grote kom. Verdeel de romaine over zes borden. Snijd de rollades en schik ze op de romaine; strooi er ketchup over.

GEGRILDE KIPSHOARMA OMWIKKELD MET PITTIGE GROENTEN EN PIJNBOOMPITTENSAUS

VOORBEREIDING: 20 minuten marineren: 30 minuten grillen: 10 minuten voorbereiding: 8 wraps (4 porties)

1½ pond kipfilethelften zonder vel, zonder been, in stukken van 2 inch gesneden

5 eetlepels olijfolie

2 eetlepels vers citroensap

1¾ theelepel gemalen komijn

1 theelepel gehakte knoflook

1 theelepel paprikapoeder

½ theelepel kerriepoeder

½ theelepel gemalen kaneel

¼ theelepel cayennepeper

1 middelgrote courgette, gehalveerd

1 kleine aubergine in plakjes van ½ inch gesneden

1 grote gele paprika, gehalveerd en zonder zaadjes

1 middelgrote rode ui in vieren gesneden

8 kerstomaatjes

8 grote boterslablaadjes

Geroosterde pijnboompittensaus (zie recept)

Schijfjes citroen

1. Meng voor de marinade 3 eetlepels olijfolie, citroensap, 1 theelepel komijn, knoflook, ½ theelepel paprikapoeder, kerriepoeder, ¼ theelepel kaneel en cayennepeper in een kleine kom. Doe de stukken kip in een grote hersluitbare plastic zak in een ondiepe schaal. Giet de marinade over de kip. Sealzak; verander een tas in een jas. Laat 30 minuten in de koelkast marineren, waarbij u de zak af en toe omdraait.

2. Haal de kip uit de marinade; gooi de marinade weg. Rijg de kip aan vier lange spiesen.

3. Leg de courgette, aubergine, paprika en ui op een bakplaat. Besprenkel met 2 eetlepels olijfolie. Bestrooi met de resterende ¾ theelepel komijn, de resterende ½ theelepel paprikapoeder en de resterende ¼ theelepel kaneel; wrijf de groenten lichtjes. Rijg de tomaten aan twee spiesen.

3. Bij een houtskoolgrill of gasgrill plaats je de kip- en tomatenblokjes en de groenten op een grillrooster op middelhoog vuur. Dek af en gril tot de kip niet meer roze is en de groenten licht verkoold en knapperig zijn. Draai ze één keer om. Wacht 10-12 minuten voor kip, 8-10 minuten voor groenten en 4 minuten voor tomaten.

4. Haal de kip van de spies. Snijd de kipfilet in stukjes, snijd de courgette, aubergine en paprika in geschikte stukken. Haal de tomaten van de spiesjes (niet snijden). Schik de kip en groenten op een bord. Schep bij het serveren een deel van de kip en de groenten op een slablad; bestrooi met geroosterde pijnboompittensaus. Serveer met partjes citroen.

OVENGEKOOKTE KIPFILET MET CHAMPIGNONS, BLOEMKOOLPUREE MET KNOFLOOK EN GEBAKKEN ASPERGES

VAN BEGIN TOT EIND: Bereidingstijd 50 minuten: 4 porties

- 4 10-12 ounce kipfilets met bot, met vel
- 3 kopjes kleine witte champignons
- 1 kopje dun gesneden prei of gele uien
- 2 kopjes kippenbottenbouillon (zie recept) of zoutvrije kippensoep
- 1 kopje droge witte wijn
- 1 grote bos verse tijm
- Zwarte peper
- witte wijnazijn (optioneel)
- 1 krop bloemkool, in partjes gesneden
- 12 teentjes knoflook, gepeld
- 2 eetlepels olijfolie
- Witte of cayennepeper
- 1 kilo asperges, gehakt
- 2 theelepels olijfolie

1. Verwarm de oven voor op 400 ° F. Schik de kipfilets in een vierkante pan van 3 kwart gallon; belegd met champignons en prei. Giet kip en groenten met kippenbottenbouillon en wijn. Strooi de tijm over alles en bestrooi met zwarte peper. Bedek de schaal met folie.

2. Bak gedurende 35-40 minuten of totdat een direct afleesbare thermometer in de kip 170°F aangeeft. Verwijder de takjes tijm en gooi ze weg. Breng de bouillon indien gewenst op smaak met azijn voordat u deze serveert.

2. Kook ondertussen in een grote pan de bloemkool en de knoflook in voldoende kokend water, zodat ze ongeveer 10 minuten onder water staan, of tot ze heel zacht zijn. Giet de bloemkool en knoflook af en 2 eetlepels kookvocht. Doe de bloemkool en het gereserveerde kookvocht in een keukenmachine of grote mengkom. Verwerk tot een gladde massa* of pureer met een aardappelstamper; Meng er 2 eetlepels olijfolie door en breng op smaak met witte peper. Houd warm tot klaar om te serveren.

3. Leg de asperges in één laag in een bakplaat. Besprenkel met 2 theelepels olijfolie en dek af. Bestrooi met zwarte peper. In een oven van 400°F gedurende ca. Bak gedurende 8 minuten of tot ze knapperig zijn, roer één keer.

4. Verdeel de geraspte bloemkool over zes borden. Leg de kip, champignons en prei erop. Sprenkel er wat van de stoofvloeistof over; geserveerd met geroosterde asperges.

*Opmerking: als u een keukenmachine gebruikt, zorg er dan voor dat u de bloemkool niet te lang verwerkt, anders wordt de bloemkool te dun.

KIPPENSOEP OP THAISE WIJZE

VOORBEREIDING: 30 minuten invriezen: 20 minuten koken: 50 minuten voorbereiding: 4-6 porties

TAMARINDE IS EEN MUZIKALE, ZURE VRUCHTGEBRUIKT IN DE INDIASE, THAISE EN MEXICAANSE KEUKEN. VEEL COMMERCIEEL GEPRODUCEERDE TAMARINDEPASTA'S BEVATTEN SUIKER; ZORG ERVOOR DAT U EEN PRODUCT KOOPT DAT DAT NIET IS. KAFFIR-LIMOENBLAADJES ZIJN VERS, BEVROREN EN GEDROOGD TE VINDEN OP DE MEESTE AZIATISCHE MARKTEN. ALS JE ZE NIET KUNT VINDEN, VERVANG DAN DE BLADEREN IN DIT RECEPT DOOR 1½ THEELEPEL FIJNGEHAKTE LIMOENSCHIL.

- 2 takjes citroengras, bijgesneden
- 2 eetlepels ongeraffineerde kokosolie
- ½ kopje dun gesneden sjalotten
- 3 grote teentjes knoflook, in dunne plakjes gesneden
- 8 kopjes kippenbottenbouillon (zie recept) of zoutvrije kippensoep
- ¼ kopje toegevoegde tamarindepasta (zoals het merk Tamicon)
- 2 eetlepels norivlokken
- 3 verse Thaise pepers, in dunne plakjes gesneden, met de zaadjes intact (zie hint)
- 3 kaffirlimoenblaadjes
- 1 stuk gember van 3 inch, in dunne plakjes gesneden
- 4 6-ounce kipfilethelften zonder vel en zonder botten
- 1 blik van 14,5 oz ongezouten vuurgeroosterde tomatenblokjes
- 6 ons dunne asperges, bijgesneden en diagonaal in dunne plakjes van ½ inch gesneden
- ½ kopje verpakte Thaise basilicumblaadjes (zie opmerking)

1. Wrijf met de achterkant van een mes met veel druk over de stengel van het citroengras. Snijd de gekneusde stengels fijn.

2. Verhit kokosolie in een Nederlandse oven op middelhoog vuur. Voeg citroengras en ui toe; Kook gedurende 8-10 minuten, onder regelmatig roeren. Voeg knoflook toe; kook en roer gedurende 2-3 minuten of tot het zeer geurig is.

3. Voeg de kippenbouillon, tamarindepasta, norivlokken, chili, limoenblaadjes en gember toe. Aan de kook brengen; vermindert koorts. Dek af en laat 40 minuten sudderen.

4. Vries ondertussen de kip gedurende 20-30 minuten in, of tot hij stevig is. Snijd de kip in dunne plakjes.

5. Zeef de soep door een fijne zeef in een grote pan en druk aan met de achterkant van een grote lepel om de smaken eruit te halen. Gooi vaste stoffen weg. Kook de soep. Roer de kip, uitgelekte tomaten, asperges en basilicum erdoor. Koorts verminderen; Laat 2-3 minuten onafgedekt sudderen, of tot de kip gaar is. Serveer onmiddellijk.

CITROEN EN SALIE GEROOSTERDE KIP MET ANDIJVIE

VOORBEREIDING:15 minuten bakken: 55 minuten staan: 5 minuten klaar: 4 porties

CITROENSCHIJFJES EN SALIEBLAADJESWE PLAATSEN HET VLEES ONDER DE HUID VAN DE KIP EN BRENGEN HET TIJDENS HET BRADEN OP SMAAK. NADAT WE HET UIT DE OVEN HEBBEN GEHAALD, CREËREN WE ONDERSCHEIDENDE PATRONEN ONDER DE KNAPPERIGE, ONDOORZICHTIGE SCHIL.

4 kipfilets met botten (met vel)

1 citroen, heel dun gesneden

4 grote salieblaadjes

2 theelepels olijfolie

2 theelepels mediterrane kruiden (zie recept)

½ theelepel zwarte peper

2 eetlepels extra vergine olijfolie

2 sjalotten, gesneden

2 teentjes knoflook, gehakt

4 kroppen venkel, in de lengte doormidden gesneden

1. Verwarm de oven voor op 400 ° F. Verwijder heel voorzichtig de huid van beide borsten met een scalpel en laat deze aan één kant liggen. Leg op het vlees van elke borst 2 schijfjes citroen en 1 salieblad. Trek de huid voorzichtig terug op zijn plaats en oefen lichte druk uit om deze vast te zetten.

2. Schik de kip in een ondiepe pan. Bestrijk de kip met 2 theelepels olijfolie; bestrooi met mediterrane kruiden en ¼ theelepel peper. Bak onafgedekt ongeveer 55 minuten, of totdat de schil bruin en knapperig is en een direct

afleesbare thermometer in de kip 170 ° F aangeeft. Laat de kip 10 minuten rusten voordat je hem serveert.

3. Verhit ondertussen 2 eetlepels olijfolie in een grote koekenpan op middelhoog vuur. Voeg sjalotten toe; kook ongeveer 2 minuten of tot ze doorschijnend zijn. Bestrooi de andijvie met de resterende ¼ theelepel peper. Voeg knoflook toe aan de pan. Doe de andijvie in de pan, doormidden gesneden. Kook ongeveer 5 minuten of tot ze bruin zijn. Draai de andijvie voorzichtig om; kook nog 2-3 minuten of tot ze gaar zijn. Serveer met kip.

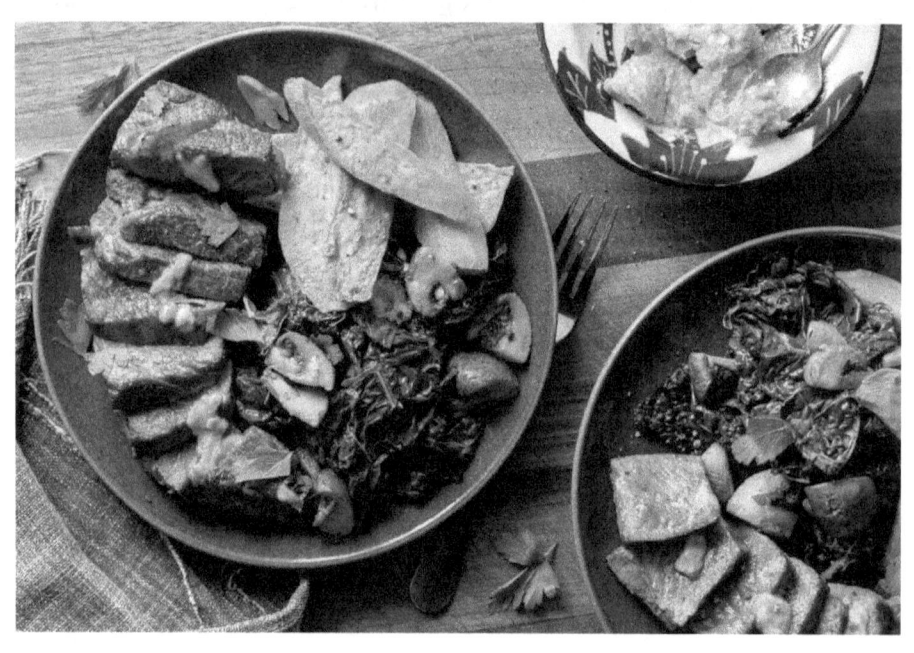

KIP MET RODE UI, WATERKERS EN RADIJSJES

VOORBEREIDING:20 minuten koken: 8 minuten bakken: 30 minuten voorbereiding: 4 porties

HOEWEL HET VREEMD KLINKT OM RADIJSJES TE KOKEN,ZE KOKEN HIER NAUWELIJKS – NET GENOEG OM DE PEPERKORRELS ZACHT TE MAKEN EN EEN BEETJE ZACHTER TE MAKEN.

- 3 eetlepels olijfolie
- 4 10-12 ounce kipfilets met botten (met vel)
- 1 el citroenkruiden (zie recept)
- ¾ kopje gehakte ui
- 6 radijsjes in dunne plakjes gesneden
- ¼ theelepel zwarte peper
- ½ kopje droge witte vermout of droge witte wijn
- ⅓ kopje cashewroom (zie recept)
- 1 bosje waterkers, stengels afgesneden, grof gehakt
- 1 eetlepel gehakte verse dille

1. Verwarm de oven voor op 350 ° F. Verhit de olijfolie in een grote koekenpan op middelhoog vuur. Dep de kip droog met keukenpapier. Bak de kipfilet met de velkant naar beneden gedurende 4-5 minuten of tot het vel goudbruin en krokant is. Draai de kip om; kook ongeveer 4 minuten of tot ze bruin zijn. Leg de kipfilets met de velkant naar boven in een ondiepe pan. Bestrooi de kip met citroenschil. Bak ongeveer 30 minuten of totdat een direct afleesbare thermometer in de kip 170 ° F aangeeft.

2. Giet op dit moment alles behalve 1 eetlepel van de panresten af; terug om de pan te verwarmen. Voeg uien en

radijsjes toe; kook ongeveer 3 minuten, of totdat de uien verwelkt zijn. Bestrooi met peper. Voeg de vermout toe en roer om eventuele bruine stukjes weg te schrapen. Aan de kook brengen; kook tot het ingedikt en licht ingedikt is. Roer de cashewroom erdoor; laten we het koken. Haal de pan van het vuur; Voeg de waterkers en de dille toe en roer zachtjes tot de waterkers geslonken is. Roer de kippenbouillon erdoor die zich in de ovenschaal heeft verzameld.

3. Verdeel het rode uienmengsel over vier kommen; gegarneerd met kip.

KIP TIKKA MASALA

VOORBEREIDING:30 minuten marineren: 4-6 uur koken: 15 minuten bakken: 8 minuten voorbereiding: 4 porties

DIT IS GEÏNSPIREERD OP EEN ZEER POPULAIR INDIAAS GERECHTDIE HELEMAAL NIET IN INDIA IS GEMAAKT, MAAR IN EEN INDIAAS RESTAURANT IN GROOT-BRITTANNIË. VOLGENS DE TRADITIONELE KIP TIKKA MASALA WORDT DE KIP GEMARINEERD IN YOGHURT EN VERVOLGENS GEKOOKT IN EEN PITTIGE TOMATENSAUS DIE BESPRENKELD WORDT MET ROOM. OMDAT ER GEEN ZUIVELPRODUCTEN ZIJN DIE DE SMAAK VAN DE SAUS DOF MAKEN, HEEFT DEZE VERSIE EEN UITGESPROKEN ZUIVERE SMAAK. SERVEER MET KNAPPERIGE COURGETTENOEDELS IN PLAATS VAN RIJST.

1½ pond zonder vel, zonder botten kippendij of kipfilet

¾ kopje natuurlijke kokosmelk (zoals Nature's Way)

6 teentjes knoflook, gehakt

1 el geraspte verse gember

1 theelepel gemalen koriander

1 theelepel paprikapoeder

1 theelepel gemalen komijn

¼ theelepel gemalen kardemom

4 eetlepels geraffineerde kokosolie

1 kopje gehakte wortels

1 dun gesneden bleekselderij

½ kopje gehakte ui

2 jalapeño of serrano chilipepers, zonder zaadjes (indien nodig) en gehakt (zie hint)

1 blik van 14,5 oz ongezouten vuurgeroosterde tomatenblokjes

1 8-ounce blikje ongezouten ketchup

1 theelepel ongezouten garam masala

3 middelgrote courgettes

½ theelepel zwarte peper

Verse korianderblaadjes

1. Als u kippendijen gebruikt, snijdt u elke dij in drie stukken. Als u kipfilethelften gebruikt, snijdt u elke borst doormidden in stukken van 2 inch, waarbij u de dikkere delen horizontaal doormidden snijdt om ze dunner te maken. Doe de kip in een grote hersluitbare plastic zak; opzij zetten, negeren. Meng voor de marinade ½ kopje kokosmelk, knoflook, gember, koriander, paprika, komijn en kardemom in een kleine kom. Giet de marinade over de kip in de zak. Sluit de zak en draai hem zodat de kip bedekt is. Plaats de zak in een middelgrote kom; marineer 4-6 uur in de koelkast, waarbij u de zak af en toe omdraait.

2. Verwarm de grill voor. Verhit 2 eetlepels kokosolie in een grote koekenpan op middelhoog vuur. Voeg wortels, selderij en ui toe; kook 6-8 minuten of tot de groenten gaar zijn, af en toe roeren. Voeg jalapeños toe; kook en roer nog 1 minuut. Voeg de tomaten en tomatensaus toe. Aan de kook brengen; vermindert koorts. Laat het ongeveer 5 minuten onafgedekt sudderen, of tot de saus iets dikker wordt.

3. Giet de kip af en giet de marinade erbij. Leg de stukken kip in een enkele laag op een onverwarmd grillpanrek. Rooster 15-15 cm van het vuur gedurende 8-10 minuten of tot de kip niet meer roze is en draai hem halverwege het koken om. Voeg de gekookte stukjes kip en de resterende ¼ kopje kokosmelk toe aan het tomatenmengsel in de pan. Kook gedurende 1-2 minuten of tot het gaar is. Haal van het vuur; roer de garam masala erdoor.

4. Snijd de uiteinden van de courgette. Snijd de courgette in lange, dunne reepjes met een juliennesnijder. Verhit de resterende 2 eetlepels kokosolie in een extra grote koekenpan op middelhoog vuur. Voeg courgettereepjes en zwarte peper toe. Kook en roer gedurende 2-3 minuten of tot de courgette knapperig en zacht is.

5. Verdeel de courgette over vier borden. Bestrijk met het kippenmengsel. Garneer met korianderblaadjes.

RAS EL HANOUT KIPPENDIJEN

VOORBEREIDING: 20 minuten koken: 40 minuten: 4 porties

RAS EL HANOUT IS INGEWIKKELDEN EEN EXOTISCHE MAROKKAANSE KRUIDENMIX. DE TERM BETEKENT 'HOOFD VAN DE WINKEL' IN HET ARABISCH, WAT AANGEEFT DAT DIT EEN UNIEKE MIX IS VAN DE BESTE SPECERIJEN DIE DE SPECERIJENVERKOPER TE BIEDEN HEEFT. ER BESTAAT GEEN VAST RECEPT VOOR RAS EL HANOUT, MAAR VAAK BEVAT HET EEN MENGSEL VAN GEMBER, ANIJS, KANEEL, NOOTMUSKAAT, PEPER, KRUIDNAGEL, KARDEMOM, GEDROOGDE BLOEMEN (ZOALS LAVENDEL EN ROOS), NIGELLA, FOELIE, LAOS EN KURKUMA.

- 1 eetlepel gemalen komijn
- 2 theelepels gemalen gember
- 1½ theelepel zwarte peper
- 1½ theelepel gemalen kaneel
- 1 theelepel gemalen koriander
- 1 theelepel cayennepeper
- 1 theelepel gemalen peper
- ½ theelepel gemalen kruidnagel
- ¼ theelepel gemalen nootmuskaat
- 1 theelepel saffraan (optioneel)
- 4 eetlepels ongeraffineerde kokosolie
- 8 kippendijen met botten
- 1 8-ounce pakket verse champignons, in plakjes gesneden
- 1 kopje gehakte ui
- 1 kop gehakte rode, gele of groene paprika (1 grote)
- 4 Roma-tomaten, zonder zaadjes, zonder klokhuis en in stukjes gesneden
- 4 teentjes knoflook, gehakt
- 2 blikjes natuurlijke kokosmelk van 13,5 ounce (zoals Nature's Way)

3-4 eetlepels vers limoensap

¼ kopje fijngehakte verse koriander

1. Meng voor de ras el hanout de komijn, gember, zwarte peper, kaneel, koriander, cayennepeper, piment, kruidnagel, nootmuskaat en, indien gewenst, de saffraan in een middelgrote vijzel of kleine kom. Roer met een spatel of lepel om goed te mengen. Je legt het opzij, je negeert het.

2. Verhit 2 eetlepels kokosolie in een extra grote koekenpan op middelhoog vuur. Bestrooi de kippendijen met 1 eetlepel ras el hanout. Voeg kip toe aan de pan; kook gedurende 5-6 minuten of tot ze bruin zijn, draai ze halverwege het koken een keer om. Haal de kip uit de pan; houd het warm.

3. Verhit in dezelfde pan de resterende 2 eetlepels kokosolie op middelhoog vuur. Voeg de champignons, uien, paprika, tomaten en knoflook toe. Kook en roer ongeveer 5 minuten of tot de groenten gaar zijn. Roer de kokosmelk, het limoensap en 1 eetlepel ras el hanout erdoor. Doe de kip terug in de pan. Aan de kook brengen; vermindert koorts. Laat het afgedekt ongeveer 30 minuten sudderen, of tot de kip gaar is (175 ° F).

4. Serveer de kip, groenten en saus in kommen. Garneer met koriander.

Let op: Bewaar overgebleven Ras el Hanout maximaal 1 maand in een afgesloten bakje.

STERFRUIT ADOBO KIPPENDIJEN OVER GESTOOMDE SPINAZIE

VOORBEREIDING:40 minuten marineren: 4-8 uur koken: 45 minuten voorbereiding: 4 porties

DEP DE KIP INDIEN NODIG DROOGMET KEUKENPAPIER NADAT HET UIT DE MARINADE KOMT VOORDAT U HET IN DE PAN BAKT. DE VLOEISTOF DIE OP HET VLEES ACHTERBLIJFT, SPAT IN DE HETE OLIE.

8 kippendijen met been (1½ tot 2 pond), met vel erop
¾ kopje witte azijn of appelciderazijn
¾ kopje vers sinaasappelsap
½ kopje water
¼ kopje gehakte ui
¼ kopje gehakte verse koriander
4 teentjes knoflook, gehakt
½ theelepel zwarte peper
1 eetlepel olijfolie
1 sterfruit (carambola's), in plakjes gesneden
1 kopje kippenbottenbouillon (zie recept) of zoutvrije kippensoep
2 pakjes van 9 ounce verse spinazieblaadjes
Verse korianderblaadjes (optioneel)

1. Plaats de kip in een roestvrijstalen of geëmailleerde braadpan; opzij zetten, negeren. Meng in een middelgrote kom de azijn, sinaasappelsap, water, ui, ¼ kopje gehakte koriander, knoflook en peper; giet over de kip. Dek af en laat 4-8 uur in de koelkast marineren.

2. Breng het kippenmengsel aan de kook in de Nederlandse oven op middelhoog vuur; vermindert koorts. Dek af en

braad gedurende 35-40 minuten of tot de kip niet meer roze is (175°F).

3. Verhit de olie in een extra grote pan op middelhoog vuur. Haal de kip met een tang uit de braadpan en schud zachtjes om uit te lekken; reserve kookvocht. Bak de kip aan alle kanten en draai regelmatig gelijkmatig bruin.

4. Giet ondertussen het kookvocht voor de saus af; terug in de Nederlandse oven. Laten we het inkoken. Kook ongeveer 4 minuten om iets in te dikken en in te dikken; voeg sterfruit toe; kook nog 1 minuut. Doe de kip terug in de saus in de Nederlandse oven. Haal van het vuur; afdekken om warm te blijven.

5. Veeg de pan af. Giet de kippenbouillon in de pan. Breng aan de kook op middelhoog vuur; roer de spinazie erdoor. Koorts verminderen; Kook 1-2 minuten, of tot de spinazie net geslonken is, onder voortdurend roeren. Doe de spinazie met een schuimspaan in een kom. Bestrijk met kip en saus. Bestrooi indien gewenst met korianderblaadjes.

CHIPOTLE MAYO KIP POBLANO KOOL TACO'S

VOORBEREIDING:25 minuten bakken: 40 minuten voorbereiding: 4 porties

SERVEER DEZE ROMMELIGE MAAR SMAKELIJKE TACO'SMET EEN VORK DE VULLING ERUIT SCHEPPEN DIE TIJDENS HET ETEN UIT HET KOOLBLAD VALT.

1 eetlepel olijfolie

2 poblano chilipepers, zonder zaadjes (indien nodig) en gehakt (zie hint)

½ kopje gehakte ui

3 teentjes knoflook, gehakt

1 eetlepel zoutvrij chilipoeder

2 theelepels gemalen komijn

½ theelepel zwarte peper

1 8-ounce blikje ongezouten ketchup

¾ kopje kippenbottenbouillon (zie recept) of zoutvrije kippensoep

1 theelepel gedroogde Mexicaanse oregano, geplet

1 tot 1,5 pond kippendijen zonder vel en zonder botten

10-12 middelgrote of grote koolbladeren

Chipotle Paleo Mayo (zie recept)

1. Verwarm de oven voor op 350 ° F. Verhit de olie in een grote koekenpan met antiaanbaklaag op middelhoog vuur. Voeg poblano-chilipepers, ui en knoflook toe; kook en roer gedurende 2 minuten. Roer chilipoeder, komijn en zwarte peper erdoor; kook en roer nog 1 minuut (zet het vuur indien nodig lager om te voorkomen dat de kruiden verbranden).

2. Voeg de ketchup, kippenbouillon en oregano toe aan de pan. Laten we het inkoken. Leg de kippendijen voorzichtig in het tomatenmengsel. Bedek de pan met een deksel. Bak

ongeveer 40 minuten of tot de kip gaar is (175 ° F), halverwege keren.

3. Haal de kip uit de pan; laat iets afkoelen. Snij de kipfilet met twee vorken in hapklare stukjes. Meng de geraspte kip met het tomatenmengsel in een pan.

4. Schep het kippenmengsel in de koolbladeren om te serveren; gegarneerd met Chipotle Paleo Mayo.

KIPSTOOFPOT MET BABYWORTELTJES EN BOK CHOY

VOORBEREIDING:15 minuten koken: 24 minuten staan: 2 minuten voorbereiding: 4 porties

BABY PAKSOI IS ERG LEKKEREN HET KAN IN ÉÉN KLAP OVERVERHIT RAKEN. OM HET KNAPPERIG EN FRIS TE HOUDEN - NIET VERWELKT EN VOCHTIG - ZORG ERVOOR DAT U DE STOOFPOT NIET LANGER DAN 2 MINUTEN IN DE HETE PAN (VAN HET VUUR) STOOMT VOORDAT U HEM SERVEERT.

- 2 eetlepels olijfolie
- 1 prei, in plakjes gesneden (witte en lichtgroene delen)
- 4 kopjes kippenbottenbouillon (zie recept) of zoutvrije kippensoep
- 1 kopje droge witte wijn
- 1 eetlepel Dijon-mosterd (zie recept)
- ½ theelepel zwarte peper
- 1 takje verse tijm
- 1¼ pond kippendijen zonder vel, zonder botten, in stukken van 1 inch gesneden
- 8 ons babywortelen met toppen, geschild, bijgesneden en in de lengte gehalveerd, of 2 middelgrote wortels, gehalveerd
- 2 theelepels fijn geraspte citroenschil (opzij zetten)
- 1 eetlepel vers citroensap
- 2 koppen baby paksoi
- ½ theelepel gehakte verse tijm

1. Verhit 1 eetlepel olijfolie in een grote koekenpan op middelhoog vuur. Fruit de prei in hete olie gedurende 3-4 minuten of tot ze geslonken zijn. Voeg kippenbouillon, wijn, Dijon-mosterd, ¼ theelepel peper en takjes tijm toe. Aan de kook brengen; vermindert koorts. Kook gedurende 10-12 minuten of tot de vloeistof met een derde is ingekookt. Gooi het takje tijm weg.

2. Verhit ondertussen de resterende 1 eetlepel olijfolie in de Nederlandse oven op middelhoog vuur. Bestrooi de kip met de resterende ¼ theelepel peper. Bak in hete olie gedurende ongeveer 3 minuten of tot ze bruin zijn, af en toe roeren. Giet indien nodig het vet af. Voeg voorzichtig het bouillonmengsel toe aan de pot en schraap de bruine stukjes weg; wortels toevoegen. Aan de kook brengen; vermindert koorts. Laat het 8-10 minuten onafgedekt sudderen, of tot de wortels zacht zijn. Roer het citroensap erdoor. Snij de paksoi in de lengte doormidden. (Als de paksoikoppen groot zijn, snijd ze dan in vieren.) Leg de paksoi op de kip in een schaal. Dek af en haal van het vuur; Laat gedurende 2 minuten staan.

3. Doe de stoofpot in ondiepe kommen. Bestrooi met citroenschil en gesneden tijm.

CASHEW-SINAASAPPEL-KIP-PAPRIKASALADE IN EEN WRAP

VAN BEGIN TOT EIND: 45 minuten: 4-6 porties

JE VINDT ER TWEE SOORTENKOKOSOLIE IN DE SCHAPPEN - GERAFFINEERD EN EXTRA VIERGE, OF ONGERAFFINEERD. ZOALS DE NAAM AL DOET VERMOEDEN, IS EXTRA VIERGE KOKOSOLIE AFKOMSTIG VAN DE EERSTE PERSING VAN VERSE, RAUWE KOKOSNOTEN. HET IS ALTIJD BETER OM OP MIDDELHOOG TOT MIDDELHOOG VUUR TE KOKEN. GERAFFINEERDE KOKOSOLIE HEEFT EEN HOGER ROOKPUNT, GEBRUIK HET DAAROM ALLEEN BIJ HET KOKEN OP HOGE TEMPERATUREN.

- 1 eetlepel geraffineerde kokosolie
- 1½ tot 2 pond kippendijen zonder vel, zonder botten, in dunne reepjes gesneden
- 3 rode, oranje en/of gele paprika's met steel, zonder zaadjes en in geschikte reepjes gesneden
- 1 rode ui, in de lengte doormidden gesneden en in dunne plakjes gesneden
- 1 theelepel fijn geraspte sinaasappelschil (opzij zetten)
- ½ kopje vers sinaasappelsap
- 1 eetlepel gehakte verse gember
- 3 teentjes knoflook, gehakt
- 1 kopje ongezouten rauwe cashewnoten, geroosterd en grof gehakt (zie hint)
- ½ kopje gesneden groene uien (4)
- 8-10 blaadjes boter- of ijsbergsla

1. Verhit de kokosolie in een wok of grote pan op hoog vuur. Kip toevoegen; kook en roer gedurende 2 minuten. Voeg paprika en uien toe; kook en roer gedurende 2-3 minuten of tot de groenten net zacht beginnen te worden. Haal de kip en groenten uit de wok; houd het warm.

2. Veeg de wok af met keukenpapier. Voeg het sinaasappelsap toe aan de wok. Kook ongeveer 3 minuten of tot de sappen koken en iets inkoken. Voeg gember en knoflook toe. Kook en roer gedurende 1 minuut. Doe het kippenpaprikamengsel terug in de wok. Roer de sinaasappelschil, cashewnoten en rode ui erdoor. Serveer gebakken op slablaadjes.

VIETNAMESE KIP MET KOKOS-CITROENGRAS

VAN BEGIN TOT EIND:30 minuten voorbereiding: 4 porties

DIT IS EEN SNELLE KOKOSCURRYVANAF HET MOMENT DAT JE BEGINT MET HAKKEN, STAAT HET BINNEN 30 MINUTEN OP TAFEL, WAARDOOR HET DE PERFECTE MAALTIJD IS VOOR EEN DRUK WEEKEND.

1 eetlepel ongeraffineerde kokosolie

4 takjes citroengras (alleen lichte delen)

1 pakket oesterzwammen van 3,2 ounce, gehakt

1 grote rode ui in dunne plakjes gesneden, ringen gehalveerd

1 verse jalapeño, zonder zaadjes en fijngehakt (zie hint)

2 eetlepels gehakte verse gember

3 teentjes knoflook, fijngehakt

1½ pond kippendijen zonder vel en zonder botten, in dunne plakjes gesneden en in hapklare stukjes gesneden

½ kopje natuurlijke kokosmelk (zoals Nature's Way)

½ kopje kippenbottenbouillon (zie recept) of zoutvrije kippensoep

1 el zoutvrij rode kerriepoeder

½ theelepel zwarte peper

½ kopje gehakte verse basilicumblaadjes

2 eetlepels vers limoensap

Ongezoete geraspte kokosnoot (optioneel)

1. Verhit de kokosolie in een extra grote pan op middelhoog vuur. Voeg citroengras toe; kook en roer gedurende 1 minuut. Voeg champignons, ui, jalapeno, gember en knoflook toe; kook en roer gedurende 2 minuten, of tot de ui zacht wordt. Kip toevoegen; kook ongeveer 3 minuten of tot de kip gaar is.

2. Meng de kokosmelk, kippenbottenbouillon, kerriepoeder en zwarte peper in een kleine kom. Voeg het kippenmengsel toe aan de pan; Kook gedurende 1 minuut of tot de vloeistof iets dikker wordt. Haal van het vuur; roer de verse basilicum en het limoensap erdoor. Indien gewenst bestrooien met geraspte kokosnoot.

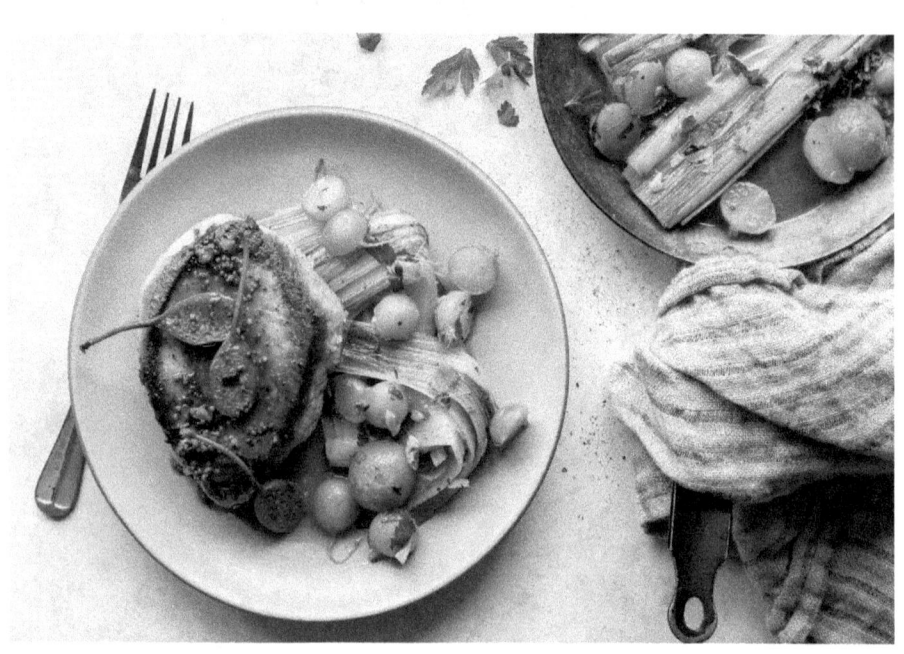

SALADE VAN GEGRILDE KIP EN APPEL-ESCAROLE

VOORBEREIDING:30 minuten grillen: 12 minuten: 4 porties

ALS JE EEN ZOETERE APPEL WILT,HOORT BIJ HONINGCHIPS. ALS JE VAN ZURE APPELS HOUDT, GEBRUIK DAN EEN GRANNY SMITH OF PROBEER EEN COMBINATIE VAN BEIDE VOOR DE BALANS.

3 middelgrote Honeycrisp- of Granny Smith-appels
4 theelepels extra vergine olijfolie
½ kopje fijngehakte sjalotjes
2 eetlepels gehakte verse peterselie
1 eetlepel gevogeltekruiden
3-4 kroppen escarole, in vieren
1 kilo gehakte kip- of kalkoenfilet
⅓ kopje gehakte geroosterde hazelnoten*
⅓ kopje klassieke Franse vinaigrette (zie recept)

1. Schil een appel en verwijder het klokhuis. Schil en snij 1 appel. Verhit 1 theelepel olijfolie in een middelgrote koekenpan op middelhoog vuur. Voeg gehakte appels en sjalotten toe; kook tot het zacht is. Roer de peterselie en de gevogeltekruiden erdoor. Zet opzij om af te koelen.

2. Verwijder intussen de resterende 2 appels en snijd ze in plakjes. Bestrijk de gesneden kant van de appelschijfjes en de escarole met de resterende olijfolie. Combineer het kip- en gekoelde appelmengsel in een grote kom. Verdeel in acht delen; vorm elke portie tot een pasteitje met een diameter van 2 inch.

3. Bij een houtskoolgrill of gasgrill plaats je de kippasteitjes en appelschijfjes direct op het grillrooster op middelhoog

vuur. Dek af en gril gedurende 10 minuten, waarbij u halverwege de grill een keer omdraait. Voeg de escarole toe, met de snijkant naar beneden. Dek af en gril 2 tot 4 minuten, of tot de escarole lichtbruin is, de appels zacht zijn en de kippasteitjes zacht zijn (165 ° F).

4. Snijd de escarole grof. Verdeel de escarole over vier kommen. Leg de kippasteitjes, appelschijfjes en hazelnoten erop. Besprenkel met een klassieke Franse vinaigrette.

*Tip: Om de hazelnoten te roosteren, verwarm de oven voor op 350°F. Verdeel de walnoten in een enkele laag in een ondiepe pan. Bak gedurende 8-10 minuten of tot ze lichtbruin zijn, roer één keer voor een gelijkmatige bruining. Laat de noten iets afkoelen. Leg de hete walnoten op een schone theedoek; wrijf met de handdoek om losse huid te verwijderen.

TOSCAANSE KIPPENSOEP MET BOERENKOOL

VOORBEREIDING: 15 minuten koken: 20 minuten: 4-6 porties

EEN EETLEPEL PESTO– BASILICUM OF RUCOLA NAAR KEUZE – VOEG EEN HEERLIJKE SMAAK TOE AAN DEZE HARTIGE SOEP, OP SMAAK GEBRACHT MET ZOUTVRIJE GEVOGELTEKRUIDEN. OM DE BOERENKOOLLINTEN HELDERGROEN TE HOUDEN EN ZOVEEL MOGELIJK VOEDINGSSTOFFEN TE BEVATTEN, KOOKT U ZE TOT ZE VERWELKT ZIJN.

1 kilo kipgehakt
2 eetlepels ongezouten gevogeltekruiden
1 theelepel fijn geraspte citroenschil
1 eetlepel olijfolie
1 kopje gehakte ui
½ kopje gehakte wortelen
1 kopje gehakte selderij
4 teentjes knoflook, in plakjes gesneden
4 kopjes kippenbottenbouillon (zie recept) of zoutvrije kippensoep
1 blik van 14,5 ounce ongezouten, in het vuur geroosterde tomaten, uitgelekt
1 bosje Lacinato (Toscaanse) boerenkool, stengels verwijderd, in reepjes gesneden
2 eetlepels vers citroensap
1 theelepel gehakte verse tijm
Basilicum- of rucolapesto (zie recepten)

1. Meng kip, gevogeltekruiden en citroenschil in een middelgrote kom. Goed mengen.

2. Verhit olijfolie in een Nederlandse oven op middelhoog vuur. Voeg het kippenmengsel, ui, wortel en selderij toe; Kook 5-8 minuten of tot de kip niet meer roze is. Gebruik een houten lepel om het vlees te mengen en voeg de

teentjes knoflook toe tijdens de laatste 1 minuut van het koken. Voeg de kippenbouillon en tomaten toe. Aan de kook brengen; vermindert koorts. Dek af en laat 15 minuten sudderen. Roer de boerenkool, het citroensap en de tijm erdoor. Laat het ongeveer 5 minuten onafgedekt sudderen, of tot de boerenkool net geslonken is.

3. Schep de soep in serveerschalen en garneer met basilicum- of rucola-pesto.

KIP LARB

VOORBEREIDING: 15 minuten koken: 8 minuten afkoelen: 20 minuten voorbereiding: 4 porties

DEZE VERSIE VAN HET POPULAIRE THAISE GERECHT DE STERK GEKRUIDE KIP EN GROENTEN GESERVEERD IN SLABLAADJES ZIJN ONGELOOFLIJK LICHT EN SMAKELIJK - ZONDER DE TOEGEVOEGDE SUIKER, ZOUT EN VISSAUS (DIE EEN ZEER HOOG NATRIUMGEHALTE HEEFT) DIE MEESTAL OP DE INGREDIËNTENLIJST STAAN. MET KNOFLOOK, THAISE CHILI, CITROENGRAS, LIMOENSCHIL, LIMOENSAP, MUNT EN KORIANDER WIL JE HET NIET MISSEN.

1 eetlepel geraffineerde kokosolie
2 pond gemalen kip (95% magere of gemalen borst)
8 ons champignons, fijngehakt
1 kopje gehakte rode ui
1-2 Thaise pepers, zonder zaadjes en gehakt (zie hint)
2 eetlepels gehakte knoflook
2 eetlepels fijngehakt citroengras*
¼ theelepel gemalen kruidnagel
¼ theelepel zwarte peper
1 eetlepel fijn geraspte limoenschil
½ kopje vers limoensap
⅓ kopje stevig verpakte verse muntblaadjes, gehakt
⅓ kopje stevig verpakte verse koriander, gehakt
1 kop ijsberg, in bladeren gesneden

1. Verhit de kokosolie in een extra grote pan op middelhoog vuur. Voeg kip, champignons, ui, chili, knoflook, citroengras, kruidnagel en zwarte peper toe. Kook 8-10 minuten of tot de kip gaar is, roer met een houten lepel om het vlees los te maken. Giet af indien nodig. Doe het

kippenmengsel in een extra grote kom. Laat ongeveer 20 minuten afkoelen of tot iets warmer dan kamertemperatuur, af en toe roeren.

2. Roer limoenschil, limoensap, munt en koriander door het kipmengsel. Serveer in slablaadjes.

*Tip: Voor het bereiden van het citroengras heb je een scherp mes nodig. Snijd de houtige stengel uit de stam en de stoere groene bladeren aan de bovenkant van de plant. Verwijder de twee harde buitenste lagen. Pak een stuk citroengras dat ongeveer 15 cm lang is en lichtgeel-wit is. Snijd de stengel horizontaal doormidden en snijd vervolgens elke helft opnieuw doormidden. Snijd elk kwart van de stengel heel dun.

KIPBURGERS MET SZÉKELESUDIOSAUS

VOORBEREIDING: 30 minuten koken: 5 minuten grillen: 14 minuten: 4 porties

CHILI-OLIE GEPRODUCEERD DOOR VERHITTINGOLIJFOLIE MET GEMALEN RODE PEPER KAN OOK OP ANDERE MANIEREN GEBRUIKT WORDEN. GEBRUIK HET OM VERSE GROENTEN TE STOMEN OF BESPRENKEL ZE MET CHILI-OLIE VOORDAT JE ZE GAAT BAKKEN.

- 2 eetlepels olijfolie
- ¼ theelepel gemalen rode peper
- 2 kopjes rauwe cashewnoten, geroosterd (zie hint)
- ¼ kopje olijfolie
- ½ kopje geraspte courgette
- ¼ kopje fijngehakte bieslook
- 2 teentjes knoflook, gehakt
- 2 theelepels fijn geraspte citroenschil
- 2 theelepels geraspte verse gember
- 1 kilo gehakte kip- of kalkoenfilet

SZÉCHWANI CASHEWSAUS

- 1 eetlepel olijfolie
- 2 eetlepels fijngehakte sjalotjes
- 1 el geraspte verse gember
- 1 theelepel Chinees vijfkruidenpoeder
- 1 theelepel vers limoensap
- 4 groene blaadjes of botersla

1. Meng voor de chili-olie de olijfolie en de gemalen rode peper in een kleine pan. Verwarm op laag vuur gedurende 5 minuten. Haal van het vuur; laat het afkoelen.

2. Doe voor de cashewboter de cashewnoten en 1 eetlepel olijfolie in een blender. Dek af en meng tot het romig is,

schraap de zijkanten niet naar beneden als dat nodig is, en voeg extra olijfolie toe, 1 eetlepel per keer, totdat alle ¼ kopje is gebruikt en de boter erg zacht is; opzij zetten, negeren.

3. Meng de courgette, bieslook, knoflook, citroenschil en 2 theelepels gember in een grote kom. Voeg gemalen kip toe; Meng goed. Vorm het kippenmengsel in vier ½-inch dikke pasteitjes.

4. Bij een houtskool- of gasgrill plaats je de scones direct op het ingevette rooster op middelhoog vuur. Dek af en gril gedurende 14-16 minuten of tot ze gaar zijn (165°F), waarbij u halverwege het grillen één keer omdraait.

5. Verhit ondertussen de olijfolie voor de saus in een kleine pan op middelhoog vuur. Voeg de ui en 1 eetlepel gember toe; kook op middelhoog vuur gedurende 2 minuten of tot de sjalotjes zacht worden. Voeg ½ kopje cashewboter toe (bewaar de overgebleven cashewboter maximaal 1 week in de koelkast), chili-olie, limoensap en vijfkruidenpoeder. Kook nog 2 minuten. Haal van het vuur.

6. Verdeel scones over de slablaadjes. Saus erover sprenkelen.

TURKSE KIPWRAP

VOORBEREIDING:25 minuten staan: 15 minuten koken: 8 minuten: 4-6 porties

'BAHARAT' BETEKENT EENVOUDIGWEG 'KRUIDEN' IN HET ARABISCH.EEN VEELZIJDIGE SPECERIJ IN DE KEUKEN VAN HET MIDDEN-OOSTEN, VAAK GEBRUIKT ALS RUB OP VIS, GEVOGELTE EN VLEES, OF GEMENGD MET OLIJFOLIE EN GEBRUIKT ALS GROENTEMARINADE. DE COMBINATIE VAN WARME, ZOETE KRUIDEN ZOALS KANEEL, KOMIJN, KORIANDER, KRUIDNAGEL EN PAPRIKA MAAKT HET BIJZONDER GEURIG. HET TOEVOEGEN VAN GEDROOGDE MUNT IS EEN TURKSE INVLOED.

⅓ kopje gehakte zwavelvrije gedroogde abrikozen

⅓ kopje gehakte gedroogde vijgen

1 eetlepel ongeraffineerde kokosolie

1,5 pond gemalen kipfilet

3 kopjes gehakte prei (alleen witte en lichtgroene delen) (3)

⅔ middelgrote groene en/of rode paprika, in dunne plakjes gesneden

2 eetlepels specerijen (zie recept, onderstaand)

2 teentjes knoflook, gehakt

1 kop gehakte tomaten zonder zaadjes (2 middelgrote)

1 kopje gehakte komkommer met zaden (half medium)

½ kopje gehakte, gepelde, ongezouten pistachenoten, geroosterd (zie hint)

¼ kopje gehakte verse munt

¼ kopje gehakte verse peterselie

8-12 grote kroppen boter of Bibb-sla

1. Doe de abrikozen en vijgen in een kleine kom. Voeg ⅔ kopje kokend water toe; Laat gedurende 15 minuten staan. Giet af en bewaar een half kopje vloeistof.

2. Verhit ondertussen de kokosolie in een extra grote pan op middelhoog vuur. Voeg gemalen kip toe; Kook gedurende

3 minuten, roer met een houten lepel om het vlees los te maken. Voeg prei, paprika, Baharat-kruiden en knoflook toe; kook en roer ongeveer 3 minuten, of tot de kip gaar is en de peper zacht is geworden. Voeg abrikozen, vijgen, gereserveerde vloeistof, tomaten en komkommers toe. Kook en roer ongeveer 2 minuten, of totdat de tomaten en komkommers beginnen af te breken. Roer de pistachenoten, munt en peterselie erdoor.

3. Serveer de kip en groenten in slablaadjes.

Kruiden: Meng 2 eetlepels zoete paprika in een kleine kom; 1 eetlepel zwarte peper; 2 theelepels gedroogde munt, fijngemalen; 2 theelepels gemalen komijn; 2 theelepels gemalen koriander; 2 theelepels gemalen kaneel; 2 theelepels gemalen kruidnagel; 1 theelepel gemalen nootmuskaat; en 1 theelepel gemalen kardemom. Bewaren bij kamertemperatuur in een goed gesloten container. Maakt ongeveer ½ kopje.

SPAANSE CORNISH KIPPEN

VOORBEREIDING: 10 minuten bakken: 30 minuten bakken: 6 minuten voorbereiding: 2-3 porties

DIT RECEPT KAN NIET EENVOUDIGER- EN HET RESULTAAT IS ABSOLUUT VERBLUFFEND. ROYALE HOEVEELHEDEN GEROOKTE PAPRIKA, KNOFLOOK EN CITROEN GEVEN DEZE KLEINE VOGELTJES VEEL SMAAK.

2 Cornish-kippen van 1,5 kg, ontdooid indien bevroren
1 eetlepel olijfolie
6 teentjes knoflook, fijngehakt
2-3 eetlepels gerookte zoete paprika
¼-½ theelepel cayennepeper (optioneel)
2 citroenen in vieren
2 eetlepels gehakte verse peterselie (optioneel)

1. Verwarm de oven voor op 375°F. Om wildkippen te schalen, knipt u langs beide zijden van de smalle rand met een keukenschaar of een scherp mes. Open de vogel en snijd de kip door het borstbeen doormidden. Verwijder de achterhand door de huid en het vlees door te snijden, waardoor de dijen van de borst worden gescheiden. Houd de vleugel en borst intact. Bestrijk de stukken Cornish kip met olijfolie. Bestrooi met gehakte knoflook.

2. Leg de stukken kip met het vel naar boven in een extra grote ovenvaste pan. Bestrooi met gerookte paprikapoeder en cayennepeper. Knijp de citroenkwarten uit over de kippen; voeg citroenkwarten toe aan de pan. Draai de stukken kip met de velkant naar beneden in de pan. Dek af en bak gedurende 30 minuten. Haal de pan uit de oven.

3. Verwarm de grill voor. Draai de stukken om met een tang. Pas het ovenrek aan. Rooster op 10 tot 15 centimeter van het vuur, 6 tot 8 minuten, tot de huid bruin is en de kip zacht is (175 ° F). Giet het pan-sap erover. Bestrooi eventueel met peterselie.

www.ingramcontent.com/pod-product-compliance
Lightning Source LLC
Chambersburg PA
CBHW050149130526
44591CB00033B/1222